Mona Anwar

Aplicação da nanotecnologia no tratamento de diferentes doenças

Mona Anwar

Aplicação da nanotecnologia no tratamento de diferentes doenças

ScienciaScripts

Imprint

Any brand names and product names mentioned in this book are subject to trademark, brand or patent protection and are trademarks or registered trademarks of their respective holders. The use of brand names, product names, common names, trade names, product descriptions etc. even without a particular marking in this work is in no way to be construed to mean that such names may be regarded as unrestricted in respect of trademark and brand protection legislation and could thus be used by anyone.

Cover image: www.ingimage.com

This book is a translation from the original published under ISBN 978-613-9-95647-0.

Publisher:
Sciencia Scripts
is a trademark of
Dodo Books Indian Ocean Ltd. and OmniScriptum S.R.L publishing group

120 High Road, East Finchley, London, N2 9ED, United Kingdom
Str. Armeneasca 28/1, office 1, Chisinau MD-2012, Republic of Moldova, Europe
Printed at: see last page
ISBN: 978-620-5-78425-9

As nanopartículas são materiais minúsculos de dimensões inferiores a 1000 nm que têm propriedades físico-químicas específicas diferentes dos materiais a granel da mesma composição, e estas propriedades tornam-nos muito atractivos para o desenvolvimento comercial e médico. Oferecem uma implementação clínica promissora para o fornecimento de medicamentos e tratamento de várias doenças com toxicidade limitada. Por conseguinte, há uma necessidade urgente de considerar cuidadosamente os benefícios da utilização de nanopartículas na medicina.

Introdução

A nanotecnologia é a síntese e manipulação de partículas com dimensões na gama nanométrica (Viscido et al., 2014). Um nanómetro (nm) é um bilionésimo ou 10^{-9} de um metro. As partículas na gama de dimensões nanométricas são chamadas nanopartículas (NPs) (Lacoeuille et al., 2007). As NPs têm propriedades físico-químicas únicas que diferem das do mesmo material com tamanhos macroscópicos ou microscópicos maiores. O tamanho é altamente dependente do processo utilizado para a sua síntese. As propriedades do NP são determinadas por três características principais: Tamanho, composição e geometria (Viscido et al., 2014).

Propriedades das nanopartículas

Tamanho:

O nanosize é a propriedade mais importante para a interacção com sistemas biológicos, uma vez que determina a capacidade de penetração das membranas celulares, facilitando a passagem através de barreiras biológicas, interacção com o sistema imunitário, absorção, absorção, distribuição e metabolismo (Powell 2010).

A gama de tamanhos dos NPs é normalmente dada como 1 a 100 nm. A nanotecnologia deve construir as suas partículas a partir de átomos e moléculas. O tamanho dos NPs deve permitir a implementação desejada, que não é viável em escalas maiores, como a penetração em células (De Jong e Borm 2008). O tamanho dos NPs para aplicação médica pode portanto ser considerado 1000 nm (1 micrómetro - цт), uma vez que este tamanho permite a penetração em células eucarióticas não-fagocitárias, mesmo que células fagocitárias como as células dendríticas e os macrófagos possam consumir partículas maiores até um tamanho de 4 µт por fagocitose (Lacoeuille et al., 2007).

Composição:

A composição dos NPs pode ser de origem biológica ou química. Os materiais biológicos incluem fosfolípidos, lípidos, ácido láctico, dextrano, quitosano e albumina. Os materiais químicos incluem polímeros, carbono, sílica e metais. Os polímeros, por sua vez, podem ter diferentes composições químicas. A composição química da superfície determina a interacção inicial dos NPs com tecidos e células, e a carga superficial é um dos aspectos mais importantes juntamente com as suas propriedades de hidrofobicidade/hidrofilicidade (Jung et al., 2000). A carga tem muitas propriedades, tais como a estabilização da dispersão das partículas em solução, impedindo a sua agregação e a estabilidade da suspensão NP (Laroui et al., 2011), por exemplo, os NPs com carga positiva têm uma forte afinidade com o epitélio saudável, enquanto as partículas com carga negativa aderem preferencialmente à mucosa inflamada (Jubeh et al., 2004). Revestir os NPs com polímeros ou anticorpos que se ligam especificamente a uma determinada célula pode ajudar a visar o fornecimento de medicamentos. Revestir os NPs com polietilenoglicol (PEG) permite aos NPs evitar o reconhecimento imunológico e a degradação enzimática após administração oral (Niidome et al., 2006).

Geometria:

A forma geométrica é uma característica importante para o desempenho NP. A capacidade de penetração de um NP através de uma superfície biológica também depende da área de contacto e da curvatura da partícula no ponto de contacto. NPs em forma de disco ou de rua têm a maior probabilidade de adesão, principalmente devido à maior área de superfície disponível para interacções de contacto e multivalentes (Yang et al., 2010), resultando num maior fluxo de fármacos por unidade de volume (Liu et al., 2012). No entanto, hoje em dia, os estudos experimentais são realizados principalmente com NPs esféricas (lipossomas, emulsões, cápsulas, esferas) ou tubulares (nanotubos), em parte devido às limitações da tecnologia de fabrico no controlo da sua forma (Viscido et al., 2014).

- **Lipossomas**

Os lipossomas são nanopartículas constituídas por membranas de bílis lipídicos que rodeiam um interior aquoso (Medina et al., 2007). Foram amplamente investigados e são os nanocarriers mais desenvolvidos para o fornecimento de medicamentos novos e específicos, uma vez que têm apenas 50-200 nm de tamanho. Quando os fosfolípidos secos são hidratados, formam-se vesículas fechadas. Os lipossomas são biocompatíveis, versáteis e têm um bom efeito de aprisionamento. Encontram aplicação na circulação a longo prazo e na transferência passiva e activa de genes, proteínas e peptídeos (Nikalje, 2015).

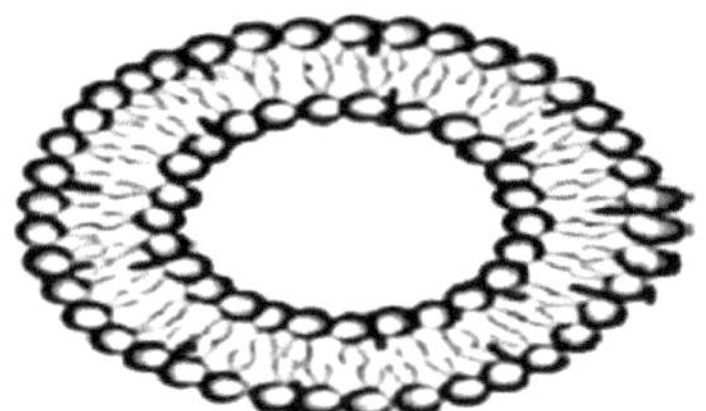

Fig.1 Forma lipossómica (Spuch e Navarro 2011)

- **Pontos Quânticos (QD)**

Estes são pequenos cristais que brilham quando excitados pela luz ultravioleta. As contas de látex preenchidas com estes cristais actuam como corantes quando excitadas pela luz, fazendo com que a sequência em questão se ilumine. Ao combinar corantes quânticos de diferentes tamanhos num único grânulo, podem ser feitas sondas que emitem um espectro distinto de diferentes cores e intensidades de luz e servem como uma espécie de código de barras espectral (Singh e Nehru 2008).

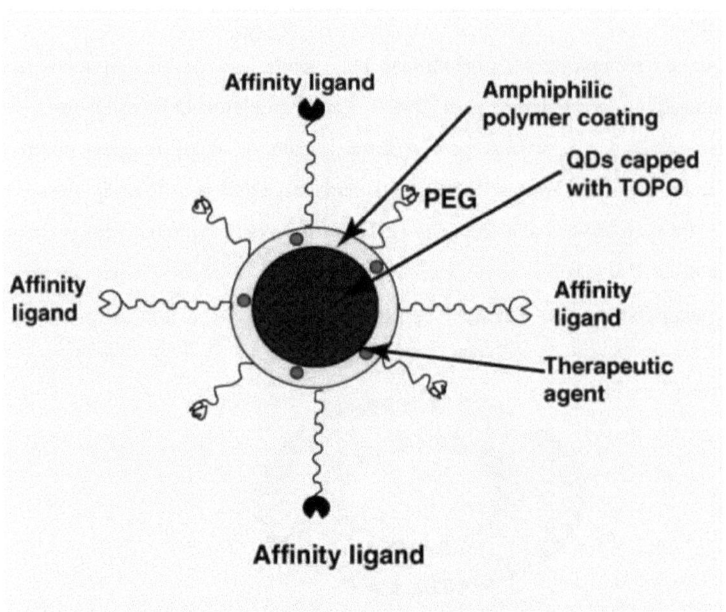

Fig. 2: A forma dos pontos quânticos (Misra et al., 2010).

- Boom

Os cantilevers são varetas minúsculas ancoradas numa extremidade que podem ser engendradas para se ligarem a moléculas associadas ao cancro. Estas moléculas podem ligar-se a proteínas de ADN alteradas que ocorrem em certos cancros (Fig. 3). Isto altera a tensão superficial e faz com que os cantilevers se dobrem. Ao monitorizar a flexão dos cantilevers, pode-se determinar se as moléculas cancerígenas estão presentes e assim detectar eventos moleculares precoces no desenvolvimento do cancro (Singh e Nehru 2008).

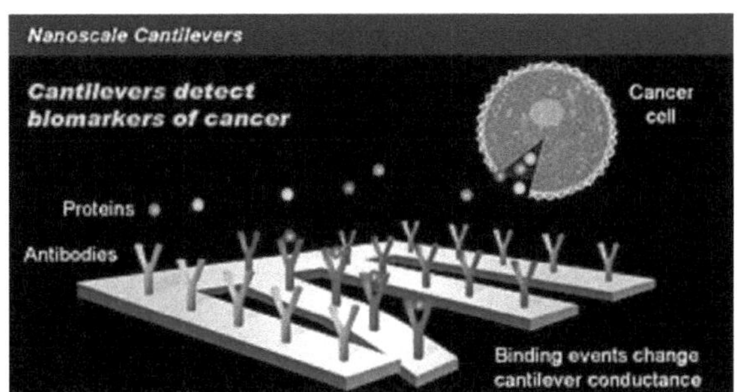

Fig. 3. Forma cantilever (Singh e Nehru 2008).

- **Nanoporos**

Os nanoporos (buracos) permitem a passagem do ADN através de um fio de cada vez, tornando a sequenciação do ADN mais eficiente. Isto permite monitorizar a forma e as propriedades eléctricas de cada base do cordão. Uma vez que estas propriedades são únicas para cada uma das quatro bases que compõem o código genético, a passagem do ADN através de um nanoporo pode ser utilizada para descodificar a informação codificada, incluindo erros no código conhecido por estar associado ao cancro (Singh e Nehru 2008).

- **Nanotubos**

Os nanotubos são mais pequenos do que os nanoporos. Os nanotubos e as hastes de carbono têm cerca de metade do diâmetro de uma molécula de ADN e também ajudam a identificar alterações de ADN associadas ao cancro (Fig. 4). Ajudam a localizar com precisão o local das alterações. As regiões mutantes associadas ao cancro são rotuladas pela primeira vez com moléculas volumosas. Utilizando uma ponta de nanotubo que se assemelha à agulha de um gira-discos, a forma física do ADN pode ser rastreada. Um computador traduz esta informação para um mapa topográfico. As moléculas volumosas identificam as regiões no mapa onde as mutações estão presentes. Como a localização das mutações pode afectar a forma como afectam uma célula, estas técnicas serão importantes para prever a doença (Singh e Nehru 2008).

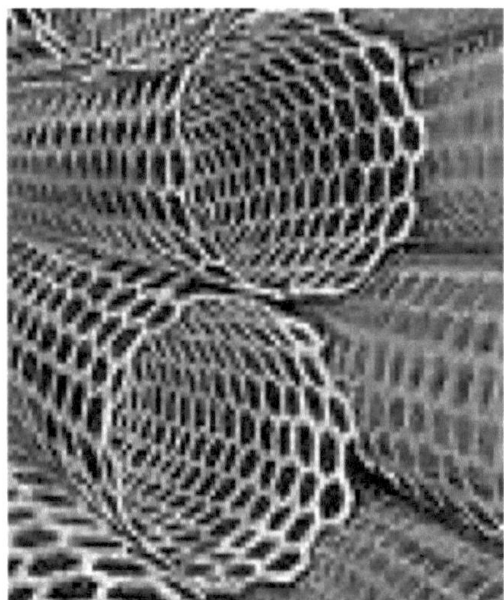
Fig. 4. Forma dos nanotubos (Singh e Nehru 2008).

- Dendrimers

Os dendríbios são compostos macromoleculares constituídos por uma série de ramos em torno de um núcleo interior cujo tamanho e forma podem ser arbitrariamente alterados, tornando-os uma modalidade atractiva para a entrega de drogas (Menjogeet al., 2010). Num trabalho de Choi et al. (2005), foram preparados clusters de dendrimers de poliamidoamina montados com ADN para o alvo específico das células cancerígenas. Prepararam dendrimer-5FU conjugados por acetilação que libertam 5FU livres na hidrólise, minimizando assim a toxicidade do 5FU. A arquitectura única dos dendrimers permite a fixação multivalente de sondas de imagem, bem como a focalização de componentes e pode, portanto, ser também utilizada como uma ferramenta de diagnóstico altamente eficiente para a imagiologia do cancro (Misra et al., 2010).

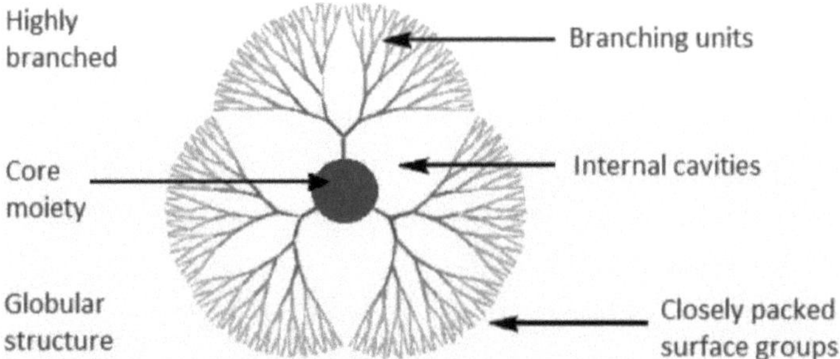

Fig. 5 Representação esquemática de um dendrineiro com núcleo, ramos e superfície (Nikalje, 2015).

- **Polímeros**

Polímeros como as nanopartículas de polissacarídeo quitosano têm sido utilizados como sistemas de distribuição de drogas há já algum tempo (Agnihotri et al., 2004). Recentemente, foram desenvolvidas construções híbridas de polímeros hidrossolúveis. Estes são conjugados polimero-proteína ou conjugados polimero-droga. A conjugação de polímeros com proteínas reduz a imunogenicidade, prolonga a meia-vida do plasma e aumenta a estabilidade proteica. A conjugação de polímero-droga promove o alvo de tumores através de uma melhor permeabilidade e efeito de retenção e permite o fornecimento de fármacos lisossomotrópicos a nível celular após a absorção endocítica (Lee, 2006).

- **Micelas poliméricas**

Uma micela é definida como uma colecção de moléculas anfifílicas superficialmente activas; as micelas estão a revelar-se fundamentais para o futuro da terapêutica (Rawat et al., 2006). A primeira formulação de micelas poliméricas de paclitaxel, Genexol-PM (PEG-poly(D,L-lactide)-paclitaxel), é um paclitaxel polimérico sem Cremophor EL (Lavasanifar et al., 2002). Um estudo fase I e um estudo farmacocinético foram realizados em doentes com neoplasias malignas refractárias avançadas. Várias formulações de micelas poliméricas de PEG entraram em ensaios clínicos; por exemplo, a micela polimérica carregada de doxorubicina foi submetida a um ensaio clínico fase I para tumores sólidos e mostrou resultados encorajadores no tratamento da reestenose ao promover a acumulação em lesões vasculares (Baeet al., 2005).

Torchilin et al (2003) formularam micelas poliméricas conjugadas com anticorpos antitumoral (imunomicelas) que encapsulam o taxol de drogas insolúveis em água e reconhecem e ligam-se eficazmente a várias células cancerosas in *vitro*. Mohanty et al. (2010) desenvolveram micelas copolímero de copolímero de metoxi-polietilenoglicol/poli-E-caprolactona e demonstraram a eficácia melhorada do sistema micelar sobre o fármaco nativo utilizando linhas de células pancreáticas.

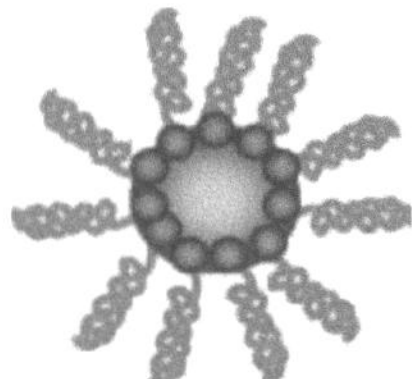

Fig. 6. forma de micela (Cho et al., 2008).

- Emulsões

As emulsões consistem em misturas de óleo na água que são estabilizadas com tensioactivos para manter o tamanho e a forma. O material lipofílico pode ser dissolvido em água num solvente orgânico, o qual é emulsionado numa fase aquosa. Tal como os lipossomas, as emulsões têm sido utilizadas para melhorar a eficácia e segurança de vários compostos (Sarker, 2005).

- Partículas metálicas

As partículas metálicas como as nanopartículas de óxido de ferro (15-60 nm) pertencem geralmente à classe dos agentes superparamagnéticos que podem ser revestidos com dextrano, fosfolípidos ou outros compostos para inibir a agregação e aumentar a estabilidade. As partículas são utilizadas como agentes alvos passivos ou activos (Gupta e Gupta, 2005).

- Nanopartículas de concha de ouro

Nanopartículas de concha de ouro, outros agentes à base de metal, são uma nova categoria de nanopartículas esféricas que consistem num núcleo dieléctrico coberto por uma fina concha metálica, geralmente de ouro. Estas partículas têm propriedades ópticas e químicas extremamente favoráveis para a imagem biomédica e aplicações terapêuticas (Hirsch et al., 2006).

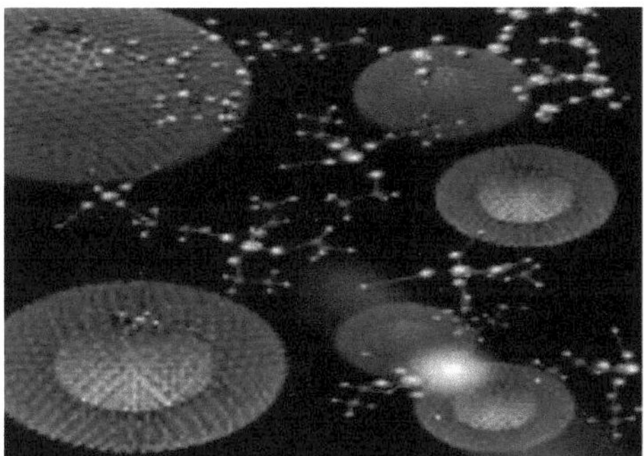
Fig. 7: Nanopartículas de ouro de superfície funcionalizada (Nikalje, 2015)

Concepção de nanopartículas para superar barreiras biológicas para o fornecimento de medicamentos

As plataformas de distribuição de medicamentos baseadas em nanopartículas surgiram como veículos adequados para ultrapassar as limitações farmacocinéticas das formulações de medicamentos convencionais. As nanopartículas, tais como lipossomas, demonstraram ser benéficas para a solubilização de produtos terapêuticos e prolongam significativamente o tempo de resposta dos fármacos (Torchilin, 2005). O fornecimento de fármacos à base de nanopartículas está a emergir como uma estratégia eficaz para várias doenças, como demonstrado pela aprovação clínica de formulações de nanopartículas para infecções fúngicas, hepatite A, esclerose múltipla e doença renal em fase terminal (Zhang et al., 2007). O longo tempo de circulação e a capacidade de extravasamento para o local da doença melhoraram grandemente a segurança e tolerabilidade dos medicamentos na forma de nanopartículas, melhor demonstrado pela reduzida cardiotoxicidade observada em pacientes após a administração de doxorubicina lipossomal em comparação com pacientes tratados com a formulação convencional (Safra et al., 2008).

Embora as melhorias na segurança e morbilidade dos pacientes tenham levado à aprovação clínica de plataformas de nanopartículas como a doxorubicina e o paclitaxel, a eficácia nos pacientes permanece modesta; actualmente, estas plataformas oferecem apenas melhorias marginais em relação às formulações convencionais (Blanco et al., 2015). Apesar do seu potencial para prolongar a meia-vida dos medicamentos e melhorar a sua acumulação em locais feridos, as plataformas enfrentam uma série de barreiras biológicas complexas que limitam severamente a biodisponibilidade específica do local e impedem a obtenção de resultados terapêuticos adequados. Estas barreiras incluem a opsonização e subsequente sequestro pelo sistema mononuclear de fagócitos (MPS), distribuição não específica, limitações hemorreológicas/de fluxo de vasos sanguíneos, gradientes de pressão, internalização celular, fuga de compartimentos endossómicos e lisossómicos e bombas de efluxo de fármacos (Ferrari, 2010) (Fig. 8). Para além dos consideráveis desafios colocados por cada barreira biológica individual, é importante notar que estes variam em complexidade dependendo de factores como a via de administração (oral versus intravenosa), tipo de doença (cancro versus infecção) e fase de progressão da doença (cancro na fase inicial versus cancro na fase tardia).

O baixo efeito terapêutico observado após a administração de nanopartículas é um resultado directo da incapacidade das nanopartículas em ultrapassar muitas destas barreiras. Grandes quantidades de investigação e recursos estão continuamente a ser investidas na incorporação de características de concepção inovadoras em construções convencionais de nanocarburantes para superar barreiras biológicas, levando ao desenvolvimento de nanopartículas multifuncionais. Estas características incluem muitas vezes a incorporação de componentes de alvo activo para uma melhor absorção em células específicas (Bertrand et al., 2014) ou componentes para libertação dependente do estímulo (por exemplo, sensíveis ao pH, termossensíveis e ultra-sensíveis) (Mura et al., 2013).

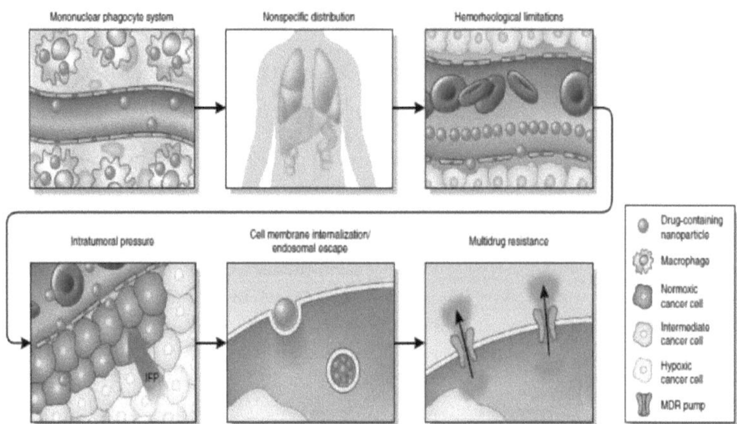

Fig. 8 **Estrutura para obstáculos biológicos sequenciais no fornecimento de nanopartículas de medicamentos. Durante a administração intravenosa, as nanopartículas contendo nanopartículas encontram uma série de obstáculos sequenciais que impedem o fornecimento eficaz e específico do local a tumores. As nanopartículas são opsonizadas e subsequentemente absorvidas pelos macrófagos do MPS. Isto leva a uma elevada acumulação de nanopartículas em órgãos como o baço e o fígado, contribuindo para uma distribuição não específica de nanoterapêutica em órgãos saudáveis. Em condições normais de fluxo nos vasos sanguíneos, o tamanho e a geometria demonstraram ter uma grande influência na dinâmica das jantes nas paredes dos vasos. As partículas esféricas de pequeno tamanho migram numa camada livre de células a uma distância considerável das superfícies endoteliais, limitando tanto as estratégias de mira activa como o**

enriquecimento efectivo por mecanismos de mira passiva (por exemplo, EPR). Outro grande obstáculo à acumulação de nanopartículas em tumores é a elevada pressão intratumoral resultante de vasculatura perturbada, natureza agressiva do crescimento celular, fibrose, matriz extracelular densa e vias linfáticas comprometidas. A internalização celular e a fuga endossómica provam ser barreiras formidáveis, com tamanho e decoração da superfície a influenciar a via de internalização (por exemplo, clathrin versus caveolina) e o destino intracelular. A internalização do compartimento endossómico de nanopartículas internalizadas expostas a baixo pH e enzimas revela-se prejudicial para a carga, especialmente material genético. Por último, mas não menos importante, uma vez que agentes quimioterápicos entram na célula, são expulsos da célula por bombas de efluxo que conferem resistência à terapia. IFP, pressão intersticial do fluido (Blanco et al., 2015).

Fig. 9   9 mostrou as estratégias de biomimética das nanopartículas para evitar o MPS e a circulação prolongada. A opsonização e sequestração por MPS revela-se prejudicial a longos tempos de circulação de nanopartículas. Várias estratégias foram utilizadas para "camuflar" nanopartículas e prevenir a adsorção de proteínas. Uma estratégia clássica é a PEGylation, na qual o PEG de enxerto na superfície forma uma camada hidratante que impede a formação de uma corona proteica. Numa outra estratégia, os peptídeos CD47 são ligados à superfície das nanopartículas, onde os macrófagos identificam a nanopartícula como "auto", impedindo assim a nanopartícula de fagocitose (Rodriguez et al., 2013). Finalmente, o revestimento de nanopartículas com membranas celulares derivadas de leucócitos autólogos (Parodi et al., 2013) e glóbulos vermelhos (RBC) (Hu et al., 2011) fornece uma superfície biomimética que demonstrou prolongar significativamente a circulação in vivo (Blanco et al., 2015).

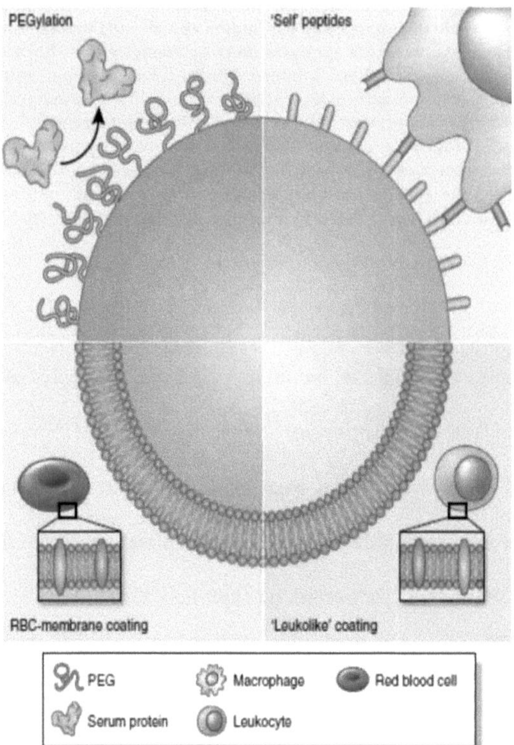

Fig. 9: Estratégias de biomimética de nanopartículas para evitar o sistema de fagócitos mononucleares (MPS) e circulação prolongada (Blanco et al., 2015).

As propriedades de fluxo, borda e aderência das nanopartículas nos vasos sanguíneos dependem do tamanho e geometria das partículas (Fig. 10). **(a) Ao** contrário das nanopartículas esféricas, as partículas não esféricas, tais como as de geometria em forma de disco, são mais susceptíveis ao tombo e aos efeitos oscilatórios na vasculatura.

efeitos de oscilação na vasculatura, o que aumenta muito a probabilidade de contacto entre nanopartículas e paredes celulares e possível extravasamento através das aberturas na vasculatura. **(b,c)** Uma vez em contacto com células endoteliais, o pequeno tamanho e área de superfície das nanopartículas esféricas convencionais **(b)** reduzem o número de pontos de ligação e contacto em comparação com nanopartículas maiores, em forma de disco **(c**; bem como outras geometrias não esféricas), o que pode ter impacto na acumulação de tumores e estratégias de focalização activa.

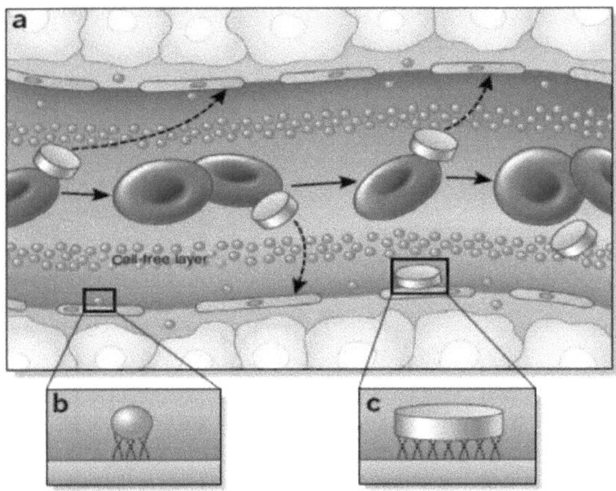

Fig. 10 . Fluxo, borda e propriedades adesivas das nanopartículas nos vasos sanguíneos (Blanco et al., 2015).

O efeito EPR é um fenómeno de transporte caracterizado principalmente pela presença de fenestrações no tecido tumoral, permitindo a acumulação passiva de nanopartículas em tumores (Fig. 11). **(a,i)** Os vasos normais têm geralmente densas ligações interendoteliais que impedem a extravasação de partículas para o tecido. O desequilíbrio de vários factores influencia o tamanho das fenestrações nos vasos tumorais. **(a,ii) Por** exemplo, foi demonstrado que o VEGF e o óxido nítrico aumentam o tamanho das fenestrações nos endotélitos. **(b,i)** Os tumores têm frequentemente uma matriz extracelular densa que impede a penetração adequada de nanopartículas no tumor. **(b,ii) A** MMP-2 e a MMP-9 degradam a matriz densa.

matriz de colagénio que compreende a membrana do porão. Estes, por sua vez, podem ser explorados farmacologicamente (por exemplo, através da administração de antifibróticos) para aumentar o efeito EPR para uma maior acumulação de nanopartículas em tumores (Blanco

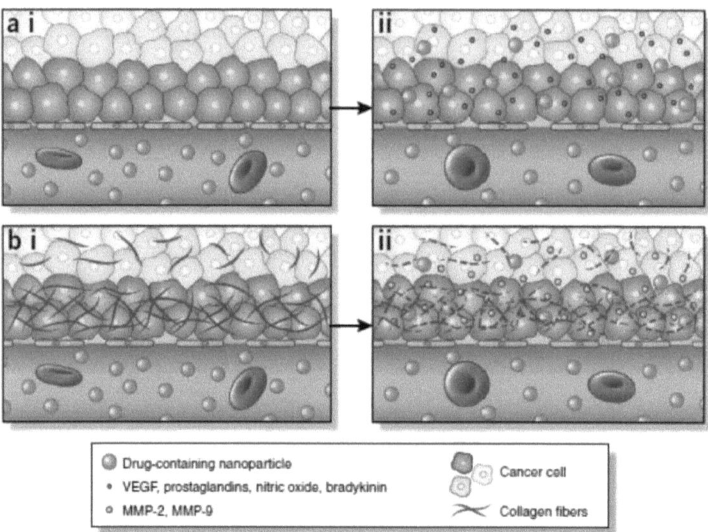

et al., 2015).

Fig. 11 . O efeito EPR é um fenómeno de transporte caracterizado principalmente pela presença de fenestrações na vasculatura do tumor, permitindo a acumulação passiva de nanopartículas em tumores (Blanco et al., 2015).

Utilização da nanotecnologia no diagnóstico, farmacologia e terapêutica

NP pode ser utilizado para estudos qualitativos ou quantitativos in vivo ou in vitro, concentrando, amplificando e protegendo um biomarcador da degradação para permitir análises mais sensíveis (Geho et al., 2004). Tal análise permitiria aos médicos diagnosticar a doença numa fase muito precoce e iniciar o tratamento antes da ocorrência de danos celulares graves, melhorando o prognóstico do doente (Medina et al., 2007).

NP estão actualmente a ser testados para imagem molecular para obter um diagnóstico mais preciso com imagens de alta qualidade. Por exemplo, as nanopartículas foram carregadas com agentes de contraste para o diagnóstico de tumores e aterosclerose. As propriedades físico-químicas das nanopartículas (tamanho da partícula, carga superficial, revestimento superficial e estabilidade) permitem o redireccionamento e concentração do marcador no local desejado (Medina, et al., 2007).

A utilização de agentes farmacológicos desenvolvidos utilizando estratégias clássicas de desenvolvimento farmacológico é frequentemente limitada por problemas farmacodinâmicos e farmacocinéticos, tais como baixa eficácia ou falta de selectividade. Além disso, a resistência aos medicamentos ocorre ao nível do alvo devido a barreiras fisiológicas ou mecanismos celulares. Além disso, muitos medicamentos são pouco solúveis, têm baixa biodisponibilidade e podem ser rapidamente degradados no organismo pelo sistema reticuloendotelial. Além disso, a eficácia de vários medicamentos, tais como a quimioterapêutica, é frequentemente limitada pelos efeitos secundários dose-dependentes (Medina, et al., 2007).

Através da utilização da nanotecnologia, a entrega direccionada de moléculas de medicamentos ao local de acção está a tornar-se uma realidade, levando à medicina personalizada que reduz o impacto do medicamento noutros locais, maximizando ao mesmo tempo o efeito terapêutico. Este objectivo é alcançado principalmente através da pequena dimensão destas partículas, que podem atravessar várias barreiras e entrar em células individuais através de pequenos capilares. Além disso, as nanopartículas podem ser concebidas para prender, encapsular ou ligar moléculas, aumentando assim a solubilidade, estabilidade e absorção de vários medicamentos e contornando o sistema reticuloendotelial, protegendo o medicamento da inactivação prematura durante o seu transporte (Sapra et al., 2005).

Avanços recentes sugerem que a nanotecnologia (que envolve a produção e manipulação de materiais nanométricos para criar produtos com novas propriedades) terá um impacto profundo na prevenção, diagnóstico e tratamento de doenças (Misra et al., 2010).

- Aplicação em terapia do cancro

O cancro é uma das principais causas de morte: Mais de dez milhões de pessoas são diagnosticadas com esta doença todos os anos. É bem conhecido que o cancro se desenvolve através de um processo de carcinogénese em múltiplas etapas envolvendo numerosos sistemas fisiológicos celulares, tais como a sinalização celular e a apoptose, tornando-a uma doença altamente incompreensível e complexa (Zou, 2005; Reichert et al., 2008).

Apesar dos numerosos avanços nas opções de tratamento convencionais, como a quimioterapia e a radiação, a terapia do cancro ainda está longe de ser óptima, uma vez que está repleta de vários inconvenientes. Os problemas comuns das actuais terapias oncológicas incluem a distribuição sistémica não específica de agentes antitumorais, concentrações inadequadas de medicamentos que atingem o tumor, citotoxicidade intolerável, capacidade limitada de monitorizar a resposta terapêutica e o desenvolvimento de resistência a múltiplos medicamentos (Parveen e Sahoo 2008; Das et a.,2009). As classificações actuais de diagnóstico e prognóstico são inadequadas para fazer previsões sobre o sucesso do tratamento e o resultado do paciente (Wang et al., 2008). Portanto, existe uma necessidade urgente e uma grande oportunidade para o desenvolvimento de tecnologias novas e inovadoras que possam ajudar a delinear as margens do tumor, identificar as células tumorais e micrometástases remanescentes, e determinar se um tumor foi completamente removido (Misra et al., 2010).

A nanotecnologia do cancro está a surgir como um novo campo interdisciplinar de investigação que liga as disciplinas da biologia, química, engenharia e medicina, com a promessa de grandes avanços na detecção, diagnóstico e tratamento do cancro. A ideia de desenvolver terapias mais eficazes do cancro através da engenharia em nanoescala é uma panaceia convincente para a eliminação preferencial das células cancerígenas sem danos graves nas células normais (Ferrari, 2005).

A nanotecnologia é um campo multidisciplinar que surgiu recentemente como um dos campos mais promissores para o tratamento do cancro (Sengupta et al., 2005). A nanomedicina, ou seja, a aplicação médica da nanotecnologia, tem um potencial incrível para revolucionar a terapia e o diagnóstico do cancro através do desenvolvimento de nanocompósitos biocompatíveis sofisticados para o fornecimento de medicamentos, que é a aplicação mais importante das nanopartículas (Parveen et al., 2008).

Dois nanocarriers terapêuticos - lipossomas e nanopartículas de albumina - foram aprovados para a prática clínica pela US Food and Drug Administration (FDA); estes nanossistemas têm quatro propriedades únicas que os distinguem de outras terapêuticas do cancro: (i) os próprios nanosistemas podem ter propriedades terapêuticas ou de diagnóstico e podem ser concebidos para transportar uma grande "carga útil" terapêutica; (ii) os nanosistemas podem ser ligados a ligandos alvo multivalentes que têm alta afinidade e especificidade para as células alvo; (iii) os nanosistemas podem ser concebidos para acomodar múltiplas moléculas de fármacos que permitem simultaneamente a terapia combinatória do cancro; e (iv) os nanosistemas podem contornar os mecanismos convencionais de resistência aos fármacos. Utilizando estratégias de alvo tanto passivas como activas, os nanocarriers podem aumentar a concentração intracelular de fármacos nas células cancerosas, ao mesmo tempo que minimizam a toxicidade nas células normais, aumentando assim os efeitos anticancerígenos e reduzindo a toxicidade sistémica (Acharya et al., 2009).

Para que os medicamentos anticancerígenos sejam eficazes na terapia do cancro, devem primeiro (após administração) ser capazes de alcançar o tecido tumoral desejado, penetrando barreiras no corpo com perda mínima de volume ou actividade na corrente sanguínea. Em segundo lugar, uma vez que os medicamentos tenham atingido o tecido tumoral, devem ser capazes de matar selectivamente as células tumorais sem afectar as células normais com um mecanismo de libertação controlada da forma activa. Estas duas estratégias básicas estão também associadas à melhoria da sobrevivência e da qualidade de vida dos doentes, aumentando simultaneamente a concentração intracelular dos fármacos e reduzindo as toxicidade dose-limitantes. Em princípio, as nanopartículas podem ser utilizadas para administrar medicamentos anticancerígenos ao tecido tumoral, quer através de uma focalização passiva ou activa (Fig. 12) (Misra et al., 2010).

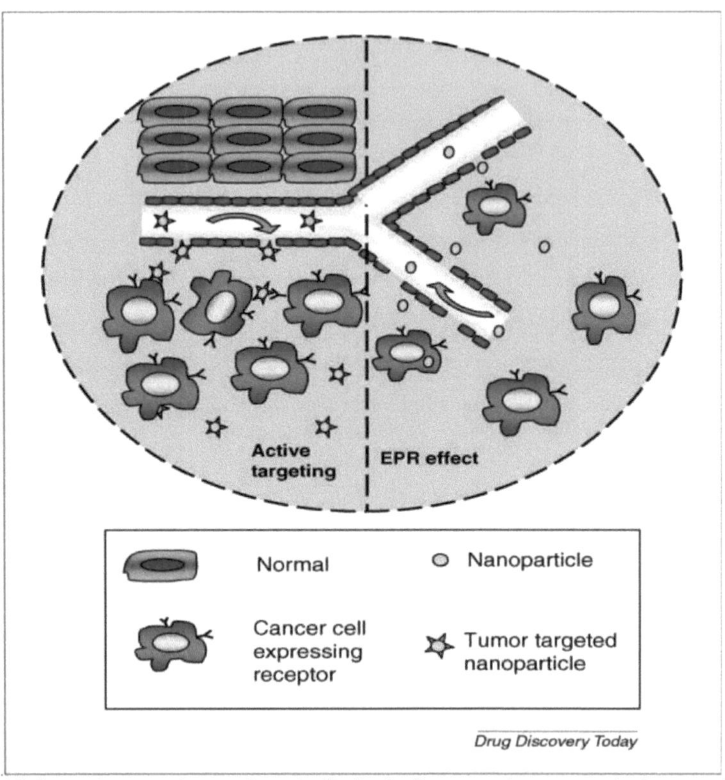

Fig. 12. Alinhamento com o tumor. A parte direita da figura mostra o aumento da acumulação de nanopartículas no tumor devido à fuga dos vasos tumorais, levando a um aumento da permeabilidade e a um efeito de retenção. A parte esquerda da figura mostra a focalização activa por nanopartículas alvo (Misra et al., 2010).

Mira passiva:

O alvo passivo é a acumulação de um medicamento ou sistema de entrega de medicamentos num local desejado devido a factores físico-químicos ou farmacológicos. Tira partido do tamanho inerente das nanopartículas e das propriedades únicas da asculatura do tumor, tais como o efeito de permeabilidade e retenção melhorada (EPR) e o microambiente do tumor. Esta abordagem pode efectivamente melhorar a biodisponibilidade e a eficácia dos medicamentos: Utiliza as diferenças anatómicas e funcionais entre a vasculatura normal e a do tumor para entregar o medicamento num local específico, ou pode envolver uma entrega local (Maeda et al., 2000). Um aumento dramático da acumulação do tumor, geralmente por um factor de dez ou mais, pode ser conseguido quando um medicamento é administrado sob a forma de nanopartículas e não como um medicamento gratuito. Outro factor que contribui para a focalização passiva é o microambiente único que rodeia as células tumorais, que é diferente do das células normais. As células cancerosas de crescimento rápido e hiperproliferativas têm uma taxa metabólica elevada, e o fornecimento de oxigénio e nutrientes é geralmente insuficiente para o sustentar (Cho et al., 2008). Por conseguinte, as células tumorais utilizam a glicólise para obter energia adicional, resultando num ambiente ácido. Os lipossomas sensíveis ao pH são concebidos para serem estáveis a um pH fisiológico de 7,4, mas degradam-se para libertar a droga em tecidos-alvo onde o pH está abaixo dos níveis fisiológicos, tais como o ambiente ácido das células tumorais. Além disso, as células cancerosas expressam e libertam enzimas únicas, tais como as metaloproteinases de matriz, que estão envolvidas no seu movimento e mecanismos de sobrevivência. Uma forma de doxorubicina ligada à albumina com uma sequência matriz metaloproteinase 2 específica de octapeptídeos entre a droga e o transportador foi eficiente e especificamente clivada pela metaloproteinase matriz num estudo in vitro (Misra et al., 2010).

Focalização activa:
Neste processo, um componente específico, por exemplo um anticorpo monoclonal ou um ligante, é ligado para entregar um medicamento a sítios patológicos ou para ultrapassar barreiras biológicas baseadas em processos de reconhecimento molecular (Huynh et al., 2009). Ao conceber nanopartículas estruturadas ternárias (constituídas por fármacos e um componente visado), alguns factores têm de ser considerados para criar sistemas de distribuição mais eficientes. Primeiro, o antígeno ou receptor deve ser expresso exclusivamente em células tumorais e não em células normais. Em segundo lugar, devem ser expressos de forma homogénea em todas as células tumorais visadas. E finalmente, os antigénios e receptores na superfície da célula não devem entrar na corrente sanguínea. A internalização dos conjugados visados após a ligação às células-alvo é um critério importante para a selecção

ligandos de mira adequados. A internalização ocorre geralmente através da endocitose mediada por receptores (Misra et al., 2010).

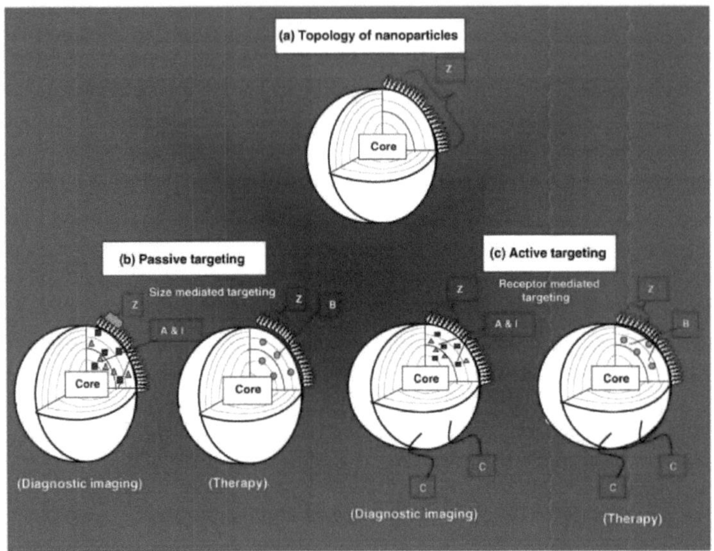

Fig. 13. Terapia do cancro. Arquitectura de nanopartículas e modalidades de administração de medicamentos. (a) Topologia estrutural universal de nanopartículas mostrando um compartimento central com grupos terminais de superfície (Z). (b) Mira passiva de nanopartículas multifuncionais com agentes de diagnóstico e imagem (A e I) e agentes terapêuticos para terapia oncológica. (c) Apontamento activo de nanopartículas multifuncionais mediadas por receptores através de diferentes agentes de homing (C) (Misra et al., 2010).

Nova terapia do cancro através da nanotecnologia:

No tratamento do cancro, o tratamento direccionado - onde apenas as células cancerosas são mortas e as células normais não são danificadas - tornou-se cada vez mais desejável. O advento da nanotecnologia trouxe novos materiais e vias para o tratamento direccionado do cancro. As propriedades de engenharia das nanopartículas abrem a porta a novas estratégias não invasivas para a terapia do cancro que anteriormente não eram possíveis, incluindo estratégias de tratamento do cancro baseadas na nanotecnologia, tais como a terapia fotodinâmica.

(PDT), radioterapia e terapia de radiofrequência, e termodiagnóstico (Huynh et al., 2009). (Fig. 14).

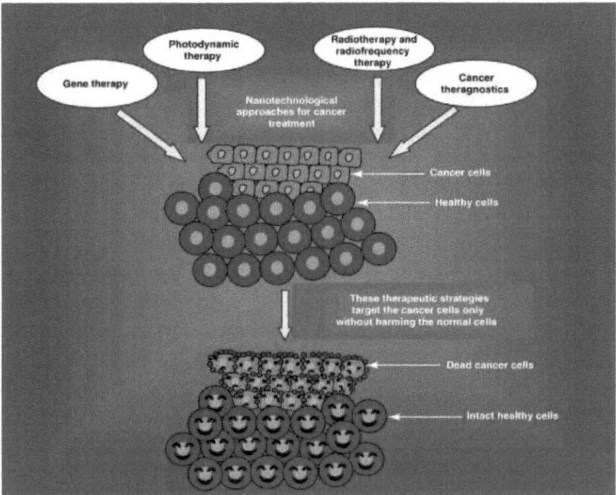

Fig. 14. Várias abordagens nanotecnológicas, tais como terapia genética, terapia fotodinâmica, radioterapia, terapia por radiofrequência e diagnóstico do cancro são utilizadas para tratar o cancro. Estas tecnologias avançadas visam apenas as células cancerígenas sem afectar as células normais. Em última análise, isto leva à morte das células cancerosas enquanto as células normais e saudáveis sobrevivem (Misra et al., 2010).

Terapia genética baseada na nanotecnologia:

A terapia genética baseia-se no conceito de que genes exógenos específicos podem ser inseridos no genoma das células tumorais para alcançar um efeito de eliminação de tumores. Representa uma das áreas de desenvolvimento mais rápido na investigação pré-clínica e clínica do cancro. Embora os vectores virais tenham sido tradicionalmente o principal meio de distribuição de genes às células alvo, comportam o risco de respostas imunitárias e inflamatórias graves no hospedeiro. O problema associado aos vectores virais é a toxicidade, as respostas imunitárias e inflamatórias, e a questão do controlo dos genes e da focalização. Para ultrapassar isto, tem sido demonstrado muito interesse em técnicas de transferência de genes não-virais. A vantagem de utilizar vectores não-virais é a administração repetida a um custo muito baixo e uma resposta imunológica mais baixa, uma vez que são não tóxicos. Os vectores não-virais mais utilizados são os polímeros catiónicos sob a forma de lipossomas e nanopartículas. As propriedades físicas das nanopartículas, incluindo a sua morfologia, tamanho, densidade de carga e estabilidade coloidal, são parâmetros importantes para determinar a eficácia global das nanopartículas como potenciais agentes não-virais de libertação de genes (Jere et al., 2009).

Terapia fotodinâmica baseada na nanotecnologia (PDT):

A TDP é uma alternativa à terapia adjuvante actual que envolve pouca morbilidade local ou sistémica e não é propensa ao desenvolvimento de resistência. Envolve a administração de um fármaco fotossensibilizante. A TDP depende da activação de um fotossensibilizador, que - quando activado por um comprimento de onda específico de luz - desencadeia a libertação de espécies reactivas de oxigénio que podem matar células tumorais directamente, mas também a vasculatura associada ao tumor, resultando na refracção do tumor. Uma vez que o oxigénio mono-t é altamente reactivo, é essencial uma abordagem orientada para o PDT. As nanopartículas poliméricas oferecem uma solução para este problema, uma vez que podem fornecer uma grande quantidade de fotossensibilizadores às células tumorais através de ligandos específicos de tumores. Outras vantagens da TDP são que pode ser utilizada repetidamente sem causar efeitos imunossupressores e mielossupressores e que pode mesmo ser administrada após cirurgia, quimioterapia ou radioterapia (Peng et al., 2010).

Radioterapia e terapia por radiofrequência com base em nanotecnologia:
O aumento da dose de radiação utilizando materiais com elevado número atómico (Z) tem sido de interesse há muito tempo. Tem sido relatado que a introdução de materiais de elevado número Z no tumor poderia resultar numa maior absorção fotoeléctrica dentro do tumor do que no tecido circundante, aumentando assim a dose entregue ao tumor durante a radioterapia. Para ser clinicamente útil, um radiosensibilizador e/ou intensificador de dose deve aumentar significativamente a relação terapêutica e estar facilmente disponível, fácil de usar e não tóxico. Ouro (Au; Z = 79) ou nanogold (nanopartículas de ouro) mostraram efeitos de aumento da dose em experiências celulares e num modelo de rato. As nanopartículas de ouro estão a ser activamente investigadas numa variedade de aplicações biomédicas devido à sua biocompatibilidade e facilidade de conjugação com biomoléculas (Chang et al., 2008).
A ablação por radiofrequência é uma abordagem estabelecida à destruição de tumores que tradicionalmente envolve a inserção de sondas no tumor. Contudo, a nanotecnologia permite o desenvolvimento da ablação por radiofrequência não invasiva dos tumores. Foram demonstradas nanopartículas de ouro in vitro e in vivo para aumentar a destruição de células cancerosas num campo não invasivo de radiofrequência (Misra et al., 2010).

A fibrose hepática, as infecções microbianas e o carcinoma hepatocelular são as principais causas de doenças hepáticas, que causam elevadas taxas de mortalidade em todo o mundo; a sua prevalência está a aumentar, apesar da disponibilidade de medicamentos e/ou vacinas padrão. Uma desvantagem importante da terapia padrão é que os agentes terapêuticos não podem actuar sobre a doença hepática em concentração suficiente e/ou contribuir para efeitos adversos (Giannitrapani et al., 2014).

- Fibrose hepática

Fibrogénese do fígado em resposta a infecção crónica com vírus da hepatite (HBV e HCV), consumo crónico de álcool, anomalias genéticas, esteatohepatite, auto-imunidade, etc. é a consequência, a nível celular e molecular, da activação de células esteladas hepáticas (HSCs) e da sua transformação em miofibroblastos, que mostram uma superprodução de matriz extracelular, especialmente colágenos de tipo I e III (Giannitrapani et al, 2014). A activação de células esteladas hepáticas e a sua conversão em miofibroblastos desencadeados por vários tipos de estímulos, tais como espécies reactivas de oxigénio (He et al., 2010), citocinas (Li et al., 2008) e toxinas (Siegmund et al., 2005) levam a uma sobreprodução de matriz extracelular (principalmente tipo I e III-collagens), o que contribui significativamente para a expansão do tecido conjuntivo intra-hepático durante a fibrogénese (Figura 15). A fibrose não controlada pode levar à cirrose, que também pode resultar em carcinoma hepatocelular (HCC) (Reddy e Couvreur 2011).

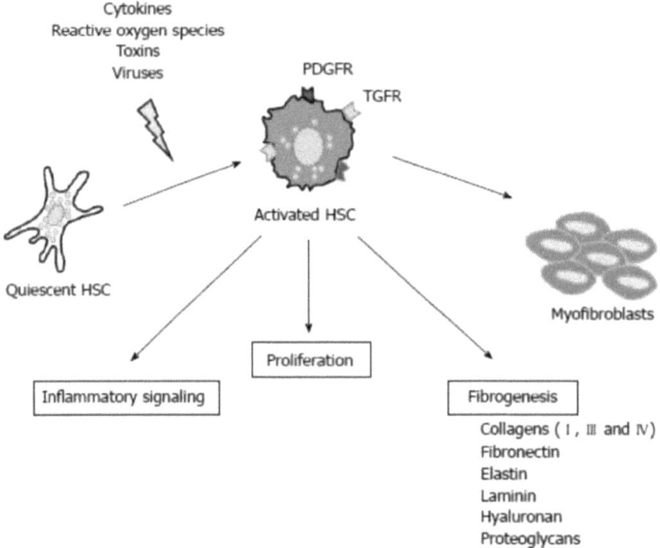

Figura 15: A activação de células esteladas em repouso é desencadeada por diferentes tipos de estímulos (citocinas, espécies reactivas de oxigénio, toxinas, vírus). A célula activada é convertida em miofibroblastos contendo filamentos contracteis. A activação das células esteladas hepáticas é acompanhada por uma substituição gradual da matriz extracelular (ECM) por fibras ricas em colagénio e pela formação de bandas fibrosas. Em fases avançadas de fibrose, o fígado contém mais componentes de ECM do que o normal, incluindo colágenos (I, III e IV), fibronectina, elastina, lamina, hialuronan e proteoglicanos. PDGFRs: receptores de factor de crescimento derivados de placas; TGFR: receptor de factor de crescimento transformador (Giannitrapani et al., 2014).

Vários ensaios clínicos testando potenciais inibidores da fibrose, tais como antagonistas da angiotensina-II, interferão gama, ligandos gama PPAR, pirfenidona, colchicina, silimarina, polienilfosfatidilcolina, ácido ursodeoxicólico e interleucina-10 não conseguiram travar ou inverter a progressão da fibrose hepática (Rockey, 2008).

Uma desvantagem importante da terapia padrão é que não é capaz de fornecer uma concentração suficiente do agente terapêutico para tratar a doença hepática e/ou que leva a efeitos secundários. Na prática clínica, os tratamentos antifibróticos convencionais permanecem limitados, muitas vezes devido à disposição não específica dos medicamentos. O objectivo de um fornecimento eficiente de medicamentos antifibróticos utilizando abordagens nanotecnológicas é, portanto, conseguir um efeito específico do fígado e, subsequentemente, visar a região fibrótica. Neste contexto, os HSC são o principal alvo para a administração de medicamentos antifibróticos utilizando abordagens nanotecnológicas (Figura 16) (Giannitrapani et al., 2014).

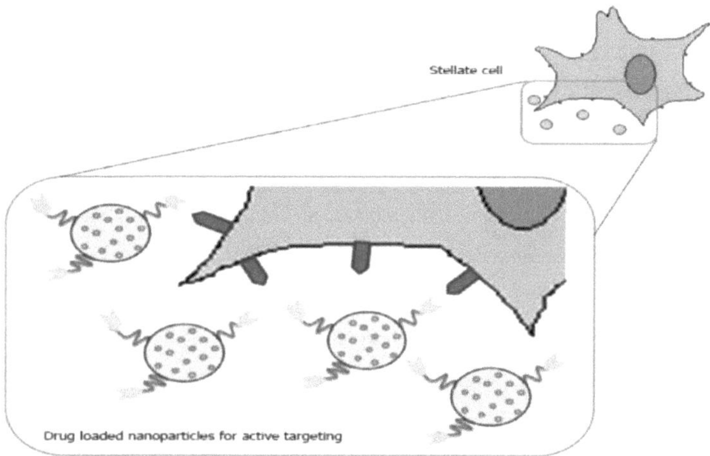

Figura 16: Nanopartículas carregadas de drogas têm como alvo activo o local da doença utilizando dispositivos de localização específicos de células (Giannitrapani et al., 2014).

As células HS são o principal alvo para o fornecimento de medicamentos contra a fibrose utilizando uma abordagem lipossoma/nanopartícula. Diferentes tipos de receptores expressos/sobreexpressos em células HS foram alvo usando os correspondentes ligandos alvo conjugados à superfície dos lipossomas (Fig. 17): (i) Alvo das integrinas: colagénio tipo VI (uma proteína matriz envolvida na adesão celular), que é amplamente expressa em células HS, expressa as integrinas. Portanto, a sequência RGD (argininina-glicina-aspartato) foi utilizada como um dispositivo de mira para

colagénio VI e, portanto, as células HS no fígado fibrótico (Beljaars et al., 2000). Por exemplo, os lipossomas estereomicamente estabilizados com RGD transportados eficientemente com interferão encapsulado (IFN)a-1b em fígado fibrótico de rato e conseguiram um efeito antifibrótico considerável (Du et al., 2007). (ii) Receptor de galactosyl orientado: O receptor de galactosyl expresso em hepatócitos medeia a internalização de asialoglicoproteínas moleculares e pequenas partículas. Desta forma, lipossomas decorados com p-aminofenil-a-D-galactopiranósido, que se liga ao receptor de galactosil, foram utilizados como portadores para a entrega i.v. visada da quercetina flavonóide antioxidante. Estes lipossomas galactosilados carregados de quercetina (GLQ) acumulados no fígado de rato 1,7 vezes mais do que a quercetina lipossomal não-galactosilada (nGLQ) e 3,4 vezes mais do que a quercetina livre. (iii) Atingir receptores de membrana de alta afinidade para proteína de ligação ao retinol (rRBP): Expressão dos receptores rRBP que ligam e absorvem vitamina A. Portanto, os lipossomas conjugados com vitamina A foram carregados com siRNA contra gp46 (o homólogo do rato da proteína do choque térmico humano envolvido na inibição da secreção de colagénio (Sato et al., 2008). (iv) Manose-6-fosfato (M6P)/ receptor de factor de crescimento II semelhante à insulina: Este receptor, que tem um local de ligação para o M6P e é sobreexpresso em células HS, foi alvo de albumina-M6P. A albumina-M6P liga-se selectivamente às células HS activadas fenotípicamente em células fibróticas de rato e fígado humano in vitro e também se acumula no fígado fibrótico de rato in vivo por endocitose após injecção i.v. Portanto, foram desenvolvidos lipossomas decorados com albumina-M6P (Adrian et al., 2007).

Receptores necrófagos expressos em células endoteliais hepáticas e células de Kupffer também foram alvo usando nanopartículas. Por exemplo, foram encontradas nanopartículas de albumina-dexametasona injectada i.v. (sem alvo específico) para se concentrarem espontaneamente em células hepáticas não parenquimatosas, que são mediadores da inflamação. Este tratamento levou a uma inibição eficaz da produção de TNF-a e, portanto, a uma diminuição significativa da fibrose em comparação com o tratamento com dexametasona livre em ratos (Melgert et al., 2000).

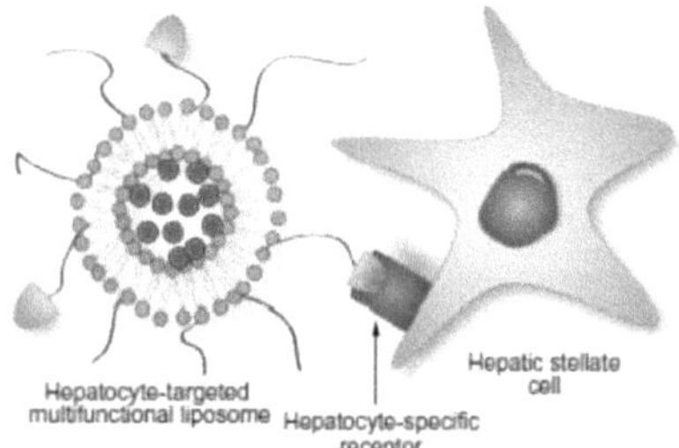

Fig. 17. Representação esquemática da mira de células estreladas do fígado usando um lipossoma PEGylated decorado com um ligando de mira específico para hepatócitos (Reddy e Couvreur 2011).

- Infecções hepáticas

As infecções microbianas, incluindo infecções virais, fúngicas, bacterianas e parasitárias, são as principais causas de infecções hepáticas. Dependendo do tipo de infecção, o alvo do tratamento pode ser hepatócitos ou macrófagos hepáticos.

Alvo de hepatócitos:

A hepatite B (HBV) é uma infecção viral com risco de vida na qual o vírus se reproduz em células hepáticas, resultando na expressão de antigénios virais na superfície celular. O tratamento do HBV com medicamentos orais anti-HBV, tais como análogos de nucleótidos e nucleotídeos, não tem sido satisfatório para a eliminação da carga viral a longo prazo e tem sido associado à resistência (Reddy e Couvreur 2011).

Por outro lado, o tratamento do HBV crónico com PEGylated IFN-a em combinação com a ribavirina mostrou uma meia-vida prolongada e um índice terapêutico melhorado em comparação com o IFN-a (Wang et al., 2008). Por conseguinte, o fornecimento de agentes anti-HBV através de abordagens nanotecnológicas pode ajudar a acumular estes agentes no local da doença e minimizar a biodistribuição não específica dos agentes, reduzindo assim os efeitos secundários e a resistência. As nanopartículas convencionais injectadas precisam de ser modificadas à superfície; portanto, o fornecimento de fármacos/genes específicos para hepatócitos foi conseguido através:da utilização de nanopartículas (também conhecidas como bionanocápsulas) revestidas com uma casca de HBV cuja superfície é revestida com um peptídeo pré-S1 que reconhece especificamente os hepatócitos humanos. As bionanocápsulas possuíam um potencial de fusão de membranas semelhante ao do HBV, libertando assim a carga útil da droga para o citoplasma celular (Jung et al.., 2008). As bionanocápsulas são nanopartículas ocas de 50 nm compostas pela proteína L (pré-S1 + pré-S2 + S) do HBV, que consiste em aproximadamente 110 moléculas de antigénio de superfície do vírus da hepatite B produzidas a partir de células de levedura recombinantes, e um bico lipídico. Além disso, estas bionanocápsulas têm sido conjugadas com sucesso com lipossomas (o tamanho do complexo bionanocápsula/lipossoma é de 150 nm) para transportar materiais de grande dimensão tais como proteínas/péptidos (Jung et al., 2008).Lipoproteína de Alta Densidade (HDL): a HDL está envolvida na reciclagem e deposição de colesterol derivado de tecidos periféricos no fígado. A deposição de HDL no fígado é mediada pela apolipoproteína A-1 (Apo A-1) associada, um ligante que se liga ao colector do colector classe B tipo I (SR-BI) expresso na superfície dos hepatócitos. A imitação do HDL pode, portanto, ser uma estratégia interessante para fornecer medicamentos/genes anti-HBV em hepatócitos. i.v. injecções de palmitato de aciclovir e nanopartículas lipídicas recombinantes HDL (diâmetro 33 nm) mostraram uma acumulação hepática quatro vezes maior do que a da droga livre em ratos (Feng et al, 2008). Usando SiRNA específico do HBV: O SiRNA específico do HBV carregado em lipossomas catiónicos PEGylated (80-100 nm de tamanho) e injectado num modelo de rato transgénico HBV resultou numa supressão 3 vezes maior dos marcadores de replicação do HBV (partículas virais circulantes e mRNA intra-hepático do HBV) e, assim, melhorou a eficácia em comparação com os controlos (Feng et al, Neste desenho, é de salientar que a ligação ácida de pH-labilo-oxima produzida pelo acoplamento PEG facilitou a libertação de siRNA a partir de endossomas dentro das células hepáticas (Feng et al., 2008). Num outro exemplo, a injecção i.v. de PEGylated cationic liposomal siRNA resultou numa redução significativa do ADN HBV em comparação com o siRNA livre; isto foi atribuído à semi-vida mais longa do siRNA transportado no plasma e fígado (Morrissey et al., 2005).

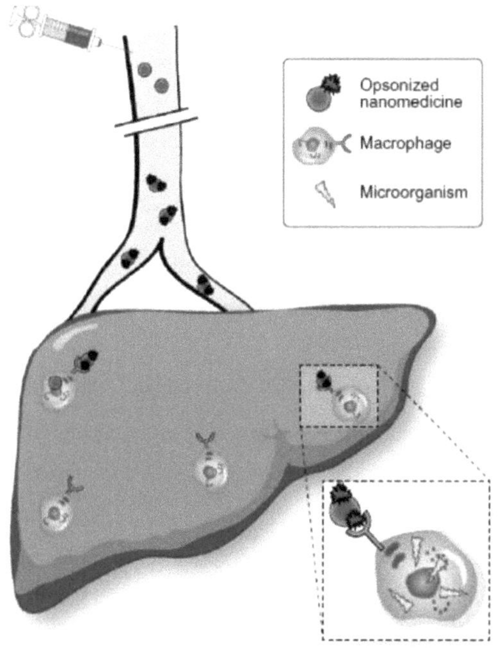

Fig. 18. Representação esquemática de homing hepático de nanopartículas/lipossomas injectados por via intravenosa carregados com agentes terapêuticos (não modificados à superfície). Os macrófagos hepáticos são os hospedeiros das colónias parasitárias em caso de infecções hepáticas (Reddy e Couvreur 2011).

- Cancro hepático

O carcinoma hepatocelular (HCC) é a doença maligna primária mais comum do fígado em adultos e a terceira principal causa de morte por cancro a nível mundial, relacionada com a prevalência da infecção pelo vírus da hepatite B, consumo de álcool e outras causas de cirrose hepática. O tratamento do CHC é complicado em muitos casos devido a múltiplas patologias, embora estejam disponíveis várias opções, tais como transplante hepático, ressecção cirúrgica e terapias locorregionais, tais como ablação por radiofrequência e quimioembolização transarterial (Thomas et al., 2010). Uma das principais razões para o fracasso da quimioterapia no HCC é a quimiorresistência a vários agentes antitumorais. Além disso, a distribuição de agentes quimioterápicos orais ou i.v. ao tumor é frequentemente inadequada. Assim, foi levantada a hipótese de que o aumento da concentração do fármaco no tecido hepático onde se encontra o tumor HCC prolongaria a exposição do tecido tumoral ao tratamento e assim resolveria o problema da quimiorresistência para contribuir para uma melhoria terapêutica, reduzindo ao mesmo tempo os efeitos secundários através da diminuição da concentração do fármaco no tecido saudável (Reddy e Couvreur 2011).

Algumas das nanomedicinas alcançaram até agora um sucesso clínico considerável. (i) Nanopartículas poliméricas: Doxorubicina Transdrug (DT) é uma formulação de nanopartículas de poli(isohexilcianoacrilato) carregada de doxorubicina que mostrou uma considerável actividade antitumoral contra o carcinoma hepatocelular multirresistente e superexpressor de proteínas num modelo in vivo (Barraud et al., 2005). Esta nanomedicina está actualmente a ser testada em ensaios clínicos para o tratamento de tumores hepáticos. Em doentes com CHC, uma dose única de 40 mg/m2 de injecção intra-arterial no fígado provou ser MTD de DT associada a toxicidade grave, como neutropenia de grau 4, hipotensão grave, reacções pseudoalérgicas e síndrome de angústia respiratória aguda, enquanto 35 mg/m2^2 foi considerada uma dose com segurança aceitável (Merle et al., 2006). Num ensaio recente da fase II, comparando a eficácia da DT (30 mg/m2 em doses repetidas) com o tratamento padrão actual (quimioembolização transarterial com um medicamento citotóxico), observou-se uma taxa de sobrevivência de 88,9% após 18 meses de tratamento com DT, em comparação com uma taxa de sobrevivência de apenas 54,5% em doentes tratados com o tratamento padrão actual (Doxorubicin Transdrug, 2009), enquanto que eventos tóxicos semelhantes aos do ensaio da fase I foram os principais efeitos secundários.

Outra nanopartícula testada na clínica (fase II) é uma formulação de nanopartículas de polibutil cianoacrilato (PBCA) carregada de mitoxantrona para administração de i.v. Este tratamento mostrou uma ligeira melhoria da eficácia com uma sobrevida mediana de 2,2 meses, uma taxa de resposta objectiva (ORR) de 10,5% em comparação com nenhuma ORR no grupo tratado com mitoxantrona livre e também melhorou a segurança em comparação com a mitoxantrona livre (Zhou et al., 2009). Seria interessante ver se esta ligeira melhoria na eficácia defende um maior desenvolvimento clínico desta formulação. (ii) Lipossomas termossensíveis (Thermodox) (em combinação com hipertermia): Este conceito de administração de medicamentos baseia-se na injecção de uma formulação de lipossomas de lisofosfolípidos, que baixa a temperatura de transição de fase da membrana lipossómica para

39-40º C. A formulação de lipossomas é então injectada no tumor. Após extravasamento específico do tumor dos lipossomas, o aquecimento do tecido doente pode desencadear a libertação de drogas a partir dos lipossomas (Fig. 19). Esta abordagem tem sido aplicada com sucesso à doxorrubicina, droga anticancerígena, e resultou em maiores concentrações locais de fármacos e, portanto, numa actividade antitumoral significativamente mais elevada num modelo de xenoenxerto in vivo, em comparação com os lipossomas não termossensíveis (Kong et al., 2000). O termodox não só é citotóxico, como também interrompe o fluxo sanguíneo para o tumor, actuando assim também como um agente antivascular que danifica o tecido tumoral mais profundo. Num estudo da fase I, Thermodox (30 mg/m2) em combinação com a ablação por radiofrequência (RFA) mostrou uma maior segurança com ligeira alopecia e neutropenia e a ausência de cardiotoxicidade, toxicidade renal e síndrome do pé de mão anteriormente observada numa população substancial de doentes tratados com poli(etilenoglicol)-liposomal doxorubicina (Lorusso et al., 2007). Está actualmente em curso um ensaio fase III de Thermodox em combinação com RFA em doentes com carcinoma hepatocelular inconectável (identificador do ensaio clínico: NCT00617981).

Para além das abordagens acima referidas, existem abordagens como a hipertermia do fluido magnético (aquecimento de nanopartículas magnéticas utilizando um campo magnético alternado aplicado externamente) em combinação com farmacoterapia utilizando nanopartículas de magnetite revestidas com polímeros (Lorusso et al, (Lorusso et al., 2009), e a focalização activa de dispositivos de homing (focalizando receptores de asialoglicoproteínas sobreexpressos nas células hepáticas) usando nanopartículas poliméricas galactosiladas (Jain et al., 2010) foram testados para o tratamento de tumores hepáticos em modelos pré-clínicos com razoável sucesso. No primeiro caso, a carboplatina foi não covalentemente encapsulada em quitosano e depois aplicada às nanopartículas magnéticas para conseguir uma libertação sustentada de drogas. Estas nanopartículas injectadas intra-arterialmente foram direccionadas para o tumor hepático transplantado em ratos, que foi

Foram então submetidos a hipertermia; observou-se uma melhor eficácia antitumoral (taxa de inibição de peso tumoral de 93 % e tempo de sobrevivência prolongado) do que com actividade antitumoral sem hipertermia. Neste último caso, nanopartículas de quitosano de baixo peso molecular, cuja superfície foi modificada com resíduos de galactose, foram carregadas não covalentemente com doxorubicina. Foi demonstrado que estas nanopartículas foram absorvidas pelas células hepáticas através do receptor de asialoglicoproteína in vitro, enquanto que ainda não foi estabelecida uma prova de conceito in vivo. Também foram feitas tentativas para fornecer genes para tratar tumores hepáticos. Por exemplo, bcl-2 siRNA anti-humano revestido com lipossomas catiónicos (constituído por 2-O-(2-dietilaminoetil)-carbamoyl-1,   3-O-dioleoylglycerol

phosphatidylcholine) levou a uma redução significativa dos nódulos tumorais do fígado após injecção de i.v. num modelo de rato, em contraste com o siRNA livre (Yano et al., 2004).

Fig. 19. Mecanismo de libertação induzida pela hipertermia de agentes lipossómicos no tecido tumoral e morte das células tumorais após acumulação lipossómica no tumor através do efeito EPR (i.e.

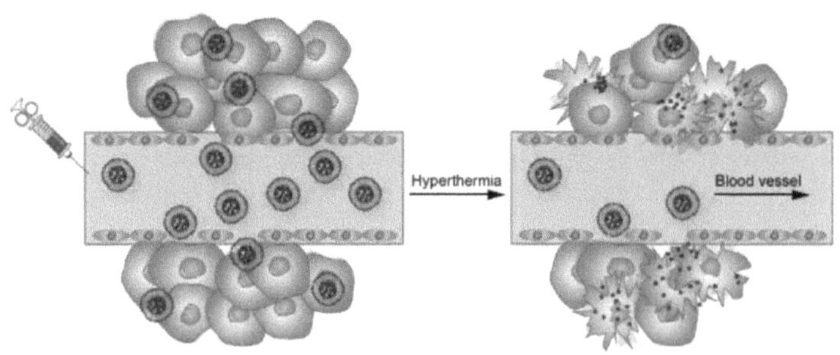

"enhanced permeability and retention") (Reddy e Couvreur 2011).

Aplicação em doenças neurodegenerativas

O tratamento de uma variedade de perturbações do sistema nervoso central (SNC) com sintomas múltiplos ou deficiências continua a ser uma das áreas mais desafiantes na medicina. Após lesões traumáticas e incapacidades neuronais, a perturbação da conectividade neuronal e da transmissão de sinais leva a disfunções neuronais (Hassanzadeh et al., 2017).

As actuais estratégias de tratamento de doenças neurodegenerativas baseiam-se no alívio dos sintomas e/ou na minimização da perda de tecidos através de agentes farmacológicos, cirurgia ou reabilitação. Estas abordagens apenas atenuam o processo degenerativo e não o invertem.

a condição. Além disso, a barreira hemato-encefálica (BBB), que é uma rede de células endoteliais estreitamente espaçadas nos capilares do cérebro, impede que moléculas grandes ou drogas hidrofílicas entrem no cérebro.

A nanotecnologia desempenhará um papel fundamental no desenvolvimento de novas ferramentas de diagnóstico e terapêuticas. A nanotecnologia poderá fornecer dispositivos que limitem e invertam os estados das doenças neuropatológicas, apoiem e promovam a regeneração funcional dos neurónios danificados, forneçam neuroprotecção e facilitem o fornecimento de medicamentos e pequenas moléculas através do BBB. Vários nanocarriers tais como dendrimers, nanogel, nanoemulsões, lipossomas, nanopartículas poliméricas, nanopartículas lipídicas sólidas e nanosuspensões têm sido investigados para o fornecimento de terapêutica do SNC. O transporte destas nanomedicinas foi induzido por endocitose e/ou transcitose em vários modelos in vitro e in vivo do BBB, e o sucesso pré-clínico inicial no tratamento de doenças do SNC como a doença de Alzheimer, tumores cerebrais, encefalopatia HIV e AVC isquémico agudo tornou-se possível. O desenvolvimento futuro das nanomedicinas do SNC deve concentrar-se na melhoria do desempenho da administração de medicamentos e na especificidade dos tecidos cerebrais, utilizando componentes novos que visem novos alvos.

Uma das aplicações mais importantes da nanotecnologia é o tratamento de doenças neurodegenerativas (Wong et al., 2012). Vários nanocarriers tais como dendrimers, nanogels, nanoemulsões, lipossomas, nanopartículas poliméricas, nanopartículas lipídicas sólidas e nanosuspensões foram investigados para o fornecimento de terapêutica do SNC. O transporte destas nanomedicinas foi induzido por endocitose e/ou transcitose em vários modelos in vitro e in vivo BBB, e o sucesso pré-clínico inicial foi alcançado no tratamento de doenças do SNC como a doença de Alzheimer, tumores cerebrais, encefalopatia e AVC isquémico agudo. A nanomedicina pode ser ainda mais avançada melhorando a sua permeabilidade BBB e reduzindo a sua neurotoxicidade (Figura 20).

Figure 20: Entrega de nanomedicinas ao SNC pelo BHS (Hassanzadeh et al., 2017).

- Doença de Parkinson

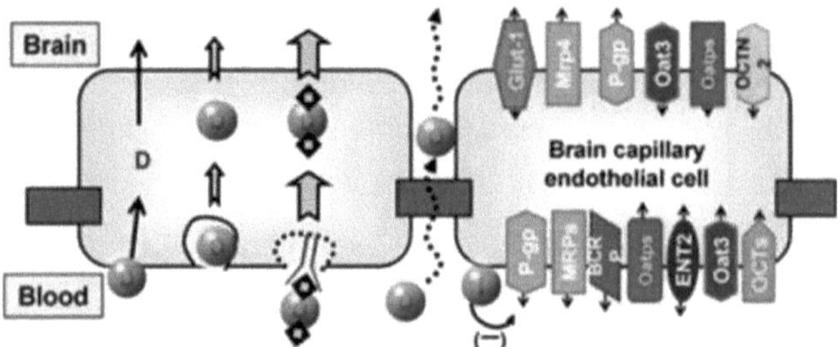

A doença de Parkinson é a segunda doença neurodegenerativa mais comum depois da doença de Alzheimer, afectando uma em cada 100 pessoas com mais de 65 anos de idade. A doença de Parkinson é uma doença do sistema nervoso central que envolve respostas inflamatórias neurológicas e leva a graves dificuldades com os movimentos do corpo. As terapias actuais visam melhorar a capacidade de funcionamento do paciente durante o maior tempo possível, mas não podem influenciar a progressão do processo neurodegenerativo (Nikalje, 2015).

Para minimizar os efeitos secundários periféricos das terapias convencionais para a doença de Parkinson, a investigação está centrada no desenvolvimento, simulação biométrica e optimização de um andaime intracraniano nanoactivado (NESD) para o fornecimento de dopamina ao cérebro como estratégia específica do local. Peptídeos e nanopartículas péptidas são ferramentas emergentes para várias doenças do SNC (Nikalje, 2015).

-Doença de Alzheimer

Mais de 35 milhões de pessoas em todo o mundo são afectadas pela doença de Alzheimer (AD), a forma mais comum de demência. A nanotecnologia tem aplicações significativas na neurologia. Estas abordagens baseiam-se no facto de que o diagnóstico e tratamento precoce da doença de Alzheimer é possível através da concepção e desenvolvimento de uma variedade de nanopartículas com elevada especificidade para as células endoteliais dos capilares do cérebro. As nanopartículas têm uma elevada afinidade para as formas de amilóide em circulação-B *(A*B) e podem, portanto, desencadear um "efeito de afundamento" e melhorar o estado da doença de Alzheimer. Os diagnósticos in vitro da doença de Alzheimer têm avançado graças aos bio-barcodes e imunossensores baseados em NP ultra-sensíveis, bem como às técnicas de microscopia de varrimento que podem detectar *AB* 1-40 e *AB 1-42* (Figura 21). Investigação recente sobre a utilização de nanopartículas no tratamento da doença de Alzheimer pode ser encontrada em (Davide et al., 2011)

Figure 21: Utilização de nanopartículas na doença de Alzheimer (Nikalje, 2015).

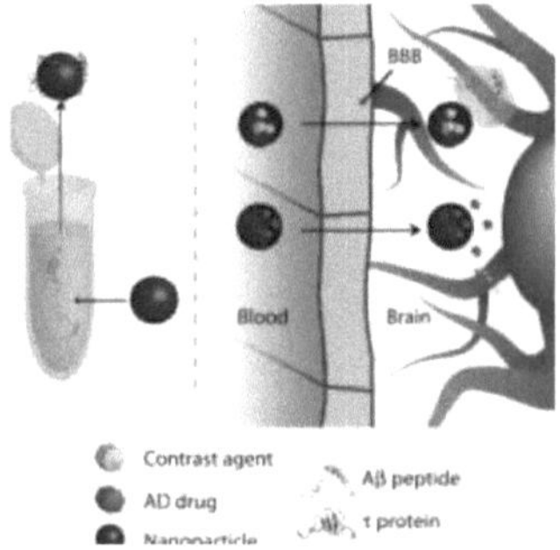

Doença de Huntington (HD)

As neurotrofinas desempenham um papel central na diferenciação, proliferação e sobrevivência dos neurónios no sistema nervoso (Fumagalli et al., 2008). As estratégias nanotecnológicas têm sido utilizadas com sucesso para o fornecimento sustentado de factores neurotróficos. O factor neurotrófico derivado do cérebro (BDNF), a neurotrofina mais abundante no SNC de mamíferos que regula o crescimento axonal, a conectividade e a plasticidade sináptica (Nagahara et al., 2011), é significativamente reduzido no estriato dos doentes que sofrem da doença de Huntington (Zuccato et al., 2007). Por conseguinte, a produção de portadores de nanoescala para encapsular e transportar BDNF e potenciar a sua actividade surgiu como uma estratégia de tratamento promissora (Geral et al., 2013). Relativamente à transferência de genes de BDNF, a injecção intrastriatal de adenovírus codificadores de BDNF produziu efeitos neuroprotectores na doença de Huntington (Bemelmans et al., 1999).

- **Tumor cerebral**

As nanopartículas de ouro são também candidatos terapêuticos promissores para tumores cerebrais (Hassanzadeh et al., 2011). As nanopartículas de óxido de ferro revestidas de silício, utilizadas para a detecção precoce de tumores cerebrais, podem ser ligadas a uma molécula marcadora ou anticorpo, que depois adere à célula cancerígena. Estas nanopartículas são fixadas a um nanopack com agente de contraste para assegurar uma alta visibilidade das nanopartículas durante a ressonância magnética. Com estas nanopartículas, a radiação é dirigida apenas para as células cancerígenas (Xu et al., 2003). Para gliomas no cérebro, foram utilizadas com sucesso nanocápsulas magnéticas para o fornecimento simultâneo de vários medicamentos (Fang et al., 2014).

Epilepsia

É uma das perturbações neurológicas mais comuns e heterogéneas (Chang e Lowenstein 2003), que são geralmente controladas mas não curadas. Além disso, os numerosos efeitos secundários e a eficácia limitada de alguns medicamentos antiepilépticos clássicos (Martinc et al., 2012) levaram à identificação de medicamentos à base de plantas.

Ao mesmo tempo, estes compostos têm geralmente baixa biodisponibilidade, exigindo injecções repetidas (Hassanzadeh et al., 2017). O desenvolvimento de nanosistemas para o fornecimento eficaz de medicamentos levou a uma biodisponibilidade melhorada, resistência à degradação enzimática, libertação controlada e manutenção de concentrações terapêuticas de medicamentos antiepilépticos no tecido cerebral (Lason et al., 2010). Num modelo animal de epilepsia do lobo temporal, magnetonanopartículas não radioactivas covalentemente ligadas ao alfa-metiltriptofano superaram o BBB e acumularam-se no tecido epiléptico, resultando na detecção precisa do tecido epiléptico por RM (Hassanzadeh et al., 2014).

Utilização no tratamento da tuberculose

A tuberculose (TB) é uma doença infecciosa mortal. A longa duração do tratamento e o peso dos comprimidos pode afectar o estilo de vida dos doentes e levar ao desenvolvimento de estirpes resistentes a múltiplas drogas (MDR). A tuberculose em crianças é um grande problema. Comercialmente, os medicamentos de primeira linha não estão disponíveis na forma pediátrica. Podem ser desenvolvidos novos antibióticos para superar a resistência aos medicamentos, encurtar a duração do tratamento e reduzir as interacções com as terapias anti-retrovirais. A nanotecnologia é uma das abordagens mais promissoras para o desenvolvimento de medicamentos mais eficazes e melhor tolerados. Os avanços nos sistemas de administração de medicamentos à base de nano-retrovirais para encapsulação e libertação de medicamentos anti-TB podem levar ao desenvolvimento de uma farmacoterapia mais eficaz e acessível contra a tuberculose (Nikalje, 2015).

Utilização no tratamento da doença inflamatória intestinal (DII)

As DII caracterizam-se por uma inflamação segmentar do intestino que é directamente desencadeada por um fármaco administrado oralmente. Na colite ulcerosa (UC), o recto e, em graus variáveis, o cólon são sempre afectados, mas não o intestino proximal, enquanto na doença de Crohn (DC), embora a inflamação possa afectar todo o intestino, normalmente afecta apenas segmentos curtos e, por vezes, múltiplos locais. Assim, na DII, a a maioria do intestino é normal e não deve ser exposta a qualquer medicação para reduzir ou evitar efeitos secundários sistémicos (Viscido et al., 2014).

Acção bacteriana, pH luminal e libertação sustentada são os métodos utilizados até agora como sistema de entrega (Caprilli et al., 2009). No entanto, estas técnicas aproximadas não podem impedir a libertação de uma certa quantidade da droga na mucosa normal nem assegurar a sua distribuição por toda a área do tecido inflamado. Dadas as suas propriedades físico-químicas, a sua cinética após a absorção oral e a sua capacidade de discriminar entre locais doentes e não doentes, os NPs parecem ser o sistema de administração ideal na DII, capaz de seleccionar locais alvo específicos, tais como o infiltrado de células inflamatórias na mucosa, a ruptura da barreira mucosa, o aumento da permeabilidade e o aumento da produção de muco (Figura 22). Macrófagos e células dendríticas são capazes de ingerir NPs e micropartículas (Tamura et al., 2006). As células que não os fagócitos também podem ingerir NPs, uma vez que se observou que os NPs podem activar a autofagia (Zabirnyk et a., 2007). A permeabilidade melhorada também permite a acumulação do sistema portador no local inflamado (Serra et al., 2009).

Fig. 22. representação esquemática dos mecanismos que favorecem a absorção de partículas à escala nanométrica: (A) os NPs dificilmente são influenciados pelo fluxo na luz intestinal, resultando num aumento do tempo de residência na luz; (B) os NPs suspensos no conteúdo da luz são impulsionados por movimentos brownianos, que aumentam a probabilidade de aderência à mucosa. Além disso, a

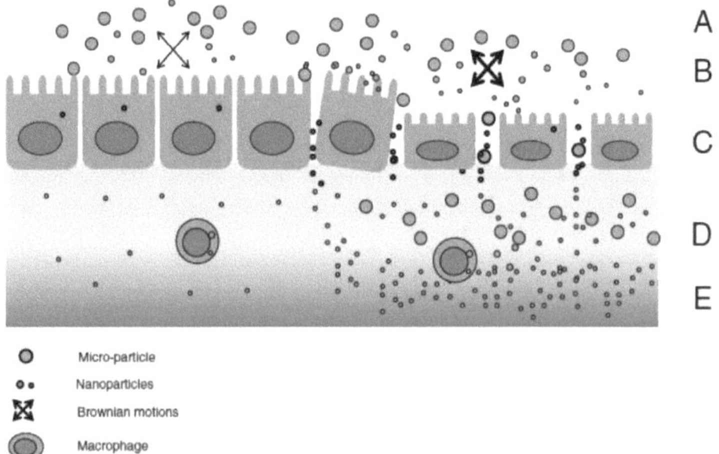

adesão à mucosa é fortemente favorecida pela presença de uma camada mais espessa de muco à volta das lesões; (C) na presença de inflamação da mucosa, os NPs penetram facilmente no tecido devido ao mecanismo de "persorção". (D): Uma vez que os NPs tenham obtido acesso à mucosa, a fagocitose por macrófagos é um mecanismo adicional que favorece a retenção do NP. (E): O

A neutralização do factor de necrose tumoral a (TNFa) e do factor nuclear-κB (NF-κB) foi a primeira estratégia biológica a ser utilizada na prática clínica (Targan, 1997). No entanto, os agentes anti-TNFa não se espalharam como esperado devido a receios de possíveis efeitos secundários, principalmente devido aos seus efeitos sistémicos (Singh et al., 2011). Esta limitação poderia ser ultrapassada através da utilização de sistemas de distribuição NP, uma vez que podem entregar o medicamento quase exclusivamente no seu local de acção específico, sem distribuição sistémica, e, além disso, podem ser administrados oralmente. Os NPs que podem inibir o TNFa foram realizados utilizando tanto nano-anticorpos (nanoborpos) como o silenciamento genético. Os nanocorpos são fragmentos de anticorpos anti-TNFa formatados com um domínio derivado de anticorpos de cadeia pesada de camelídeos. Estas moléculas podem ser clonadas e facilmente produzidas como proteínas recombinantes em bactérias e leveduras e são mais estáveis do que os anticorpos clássicos (Viscido et al., 2014).

O silenciamento genético por interferência do RNAi (RNAi) é outra estratégia de tratamento promissora da inflamação intestinal. O RNAi usando pequeno (ou curto) RNA interferente (siRNA) administrado oralmente, geralmente constituído por nucleótidos de dupla cadeia, é uma ferramenta poderosa para a supressão pós-transcrição da expressão genética que perturba a expressão de um gene específico, tal como aquele que é sobreexpresso em certas doenças. Um dos principais obstáculos na terapia do siRNA é a baixa penetração do siRNA através das membranas celulares (Elinav e Peer 2013). Para ultrapassar este problema, muitos sistemas de distribuição feitos com nanotecnologia têm sido estudados com resultados promissores. O primeiro estudo tentou aplicar directamente o silenciamento do gene TNFa a lesões inflamatórias em modelos experimentais de colite utilizando NPs de tioketal, que são selectivamente degradados em resposta a espécies reactivas de oxigénio (ROS), como o vector. Os NPs de tioketal são formulados a partir de um novo polímero que consiste em ligações tiotoctais sensíveis às ROS que são estáveis à degradação ácida, base- e protease-catalisada (Viscido et al., 2014).

Contudo, nos locais de inflamação intestinal, os níveis elevados de ROS gerados pela infiltração de fagócitos desencadeia a degradação do TNFa tioketal NP, localizando a libertação de siRNA no local da inflamação e consequentemente inibindo a expressão do gene apenas no tecido inflamado (Wilson et al., 2010). Num segundo estudo, o TNFa-siRNA foi primeiro carregado em polilactida (PLA) (matriz NP) e depois revestido com álcool polivinílico (PVA) (envelope NP). Os NPs resultantes foram eficazmente absorvidos por macrófagos inflamados, e curiosamente, não foi encontrado silenciamento genético no fígado, o que confirma a baixa biodisponibilidade sistémica. Num outro estudo, foi utilizado um novo sistema de entrega chamado sistema oral com nanopartículas em microesferas (NiMOS). o siRNA foi encapsulado em NPs de gelatina e depois preso em microesferas de poli-caprolactona (PCL). Neste sistema multicompartimental, microesferas de tamanho inferior a 5 iim permitem a localização no cólon através da degradação controlada da camada externa e a libertação do NP de gelatina para o local de inflamação uma vez que a matriz PCL é degradada (Kriegel e Amiji 2011).

Um oligonucleótido dirigido contra o gene NF-kB foi encapsulado em NPs que consistem em nanosferas de PLGA modificadas com quitosano. Os NPs depositados especificamente no tecido inflamado da mucosa do rato modelo UC (Tahara et al., 2011). A nanotecnologia poderia melhorar a segurança ao localizar o efeito da citocina no local da inflamação e evitar um efeito sistémico. A administração intestinal de interleucina-10 (IL-10) utilizando L. lactis geneticamente modificada para secretar a citocina reduziu eficazmente a dose terapêutica de IL-10, melhorou a colite dextransulfato de sódio (DSS) e evitou o aparecimento de colite em ratos IL-10-/- (Steidler et al., 200). Subsequentemente, a IL-10 foi administrada no intestino inflamado utilizando duas estratégias: administrando a própria citocina ou fornecendo o seu gene codificador. As microesferas contendo a proteína IL-10 foram capazes de prevenir a colite em ratos deficientes em IL-10 após a administração rectal (Nakase et al., 2002). A IL-10 - ADN plasmídico comprimido encapsulado em NPs de gelatina e ainda preso em microesferas de PCL (NiMOS) foi capaz de curar a colite experimental (Bhavsar e Amiji 2008). Recentemente, a IL-10 foi encapsulada num sistema de distribuição de micropartículas de medicamentos utilizando uma nova micropartícula de gelatina revestida com eudragite, que tem a vantagem de ser barata e não tóxica. No entanto, apenas estão disponíveis dados limitados de modelos animais (Capurso e Fahmy 2011).

Diabetes mellitus (DM) é uma doença metabólica crónica que afecta a vida de milhares de milhões de pessoas em todo o mundo (Kliegman et al., 2016). Pode ser dividida em duas formas principais, nomeadamente o tipo 1 DM (T1DM) e o tipo 2 DM (T2DM) (Nadkarni et al., 2017). Na DM, a hiperglicemia constante pode levar a efeitos micro e macrovasculares crónicos, tais como nefropatia, retinopatia, neuropatia, acidente vascular cerebral e doença cardiovascular (Qaseem et al., 2012).

Os medicamentos convencionais utilizados actualmente para controlar a hiperglicemia em DM são agentes hipoglicémicos orais (OHA) e preparações parentéricas de agonistas receptores de insulina e peptídeo 1 (GLP-1) (Kesharwani et al., 2018).

A insulina é uma hormona polipéptida que consiste em 51 aminoácidos em duas cadeias (cadeia A, 21 aminoácidos; cadeia B, 30 aminoácidos) ligados por duas ligações de bissulfureto (AsAsA) (Fig. 23), que regula a absorção e armazenamento da glicose no fígado e nos músculos. É produzido pelas células b pancreáticas e libertado na corrente sanguínea através do processo de exocitose para apoiar a utilização da glicose periférica para energia (Kesharwani et al., 2018).

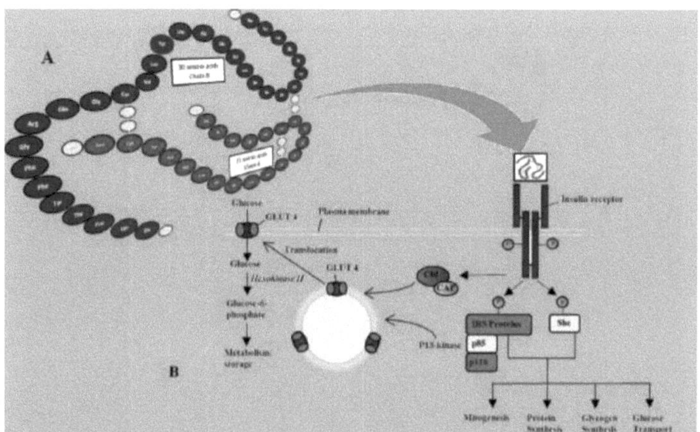

Fig. 23 - A. Estrutura química da insulina, constituída pela cadeia A (20 aminoácidos) e pela cadeia B (31 aminoácidos) ligadas por duas ligações de dissulfeto; B. Mecanismo de acção da activação da insulina através da via do fosfatidilinositol-30-quinase, estimulação da translocação do transportador de glucose (GLUT 4) na superfície celular (Kesharwani et al., 2018).

As reacções coordenadas que estimulam a oxidação da glicose e simultaneamente inibem a gluconeogénese levaram ao efeito hipoglicémico da insulina.

A concentração de glucose plasmática diminui quando a insulina dirige os transportadores de glucose (GLUT 4) para as membranas celulares e aumenta o transporte de glucose para as células-alvo (Fig. 24) (Choudhury et al., 2017). O objectivo da insulinoterapia é conseguir a substituição da insulina, tanto quanto possível, em todos os pacientes. No entanto, a resistência à insulina pode ocorrer durante a insulinoterapia para o tratamento da diabetes (NIDDK 2014). Por conseguinte, as partículas nanométricas surgiram como uma via conveniente, segura e não invasiva para a administração de insulina para superar tais limitações no tratamento da diabetes (Veiseh et al., 2014). A aplicação de nanocarriers pode aumentar a actividade contra as doenças a controlar, aumentar a sensibilidade de detecção na imagiologia médica e reduzir os efeitos secundários através da funcionalidade da sua superfície com polímeros sintéticos e ligandos adequados e pelo seu pequeno tamanho (Moghimi et al., 2005).

Funcionalização da sua superfície com polímeros sintéticos e ligandos adequados e devido ao seu pequeno tamanho (Moghimi et al., 2005).

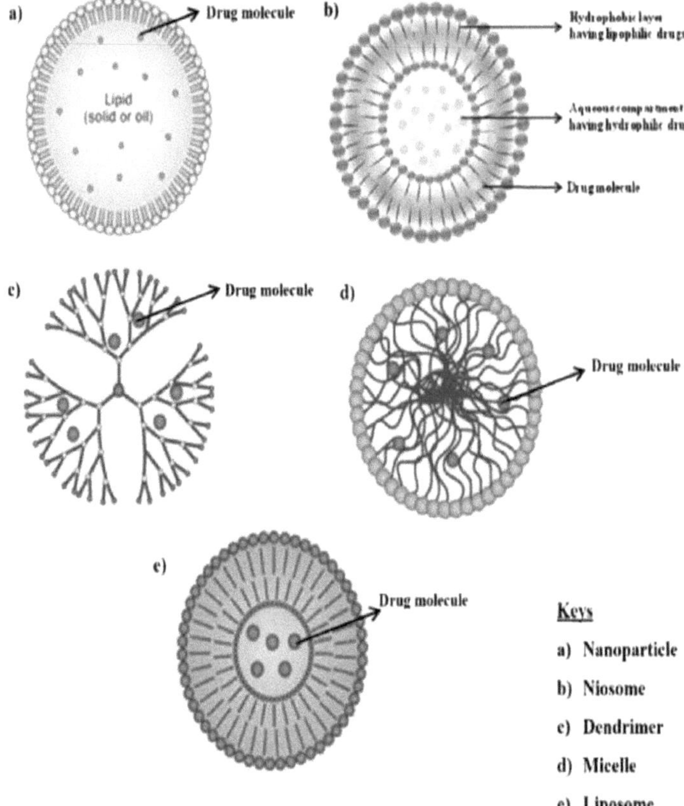

Fig. 24 - Novas aplicações de nanocarrilhadores para o fornecimento de medicamentos antidiabéticos (Kesharwani et al., 2018).

Zhang et al. (2014) investigaram a capacidade dos lipossomas modificados com a biotina ligante visada (BLPs) para facilitar o transporte de insulina por administração oral, ao mesmo tempo que investigavam a sua citotoxicidade. Os BLPs foram produzidos incorporando biotina-1,2-distearoyl-sn-glycero-3-fosfatidilanolamina (DSPE) no bolo lipídico dos lipossomas.

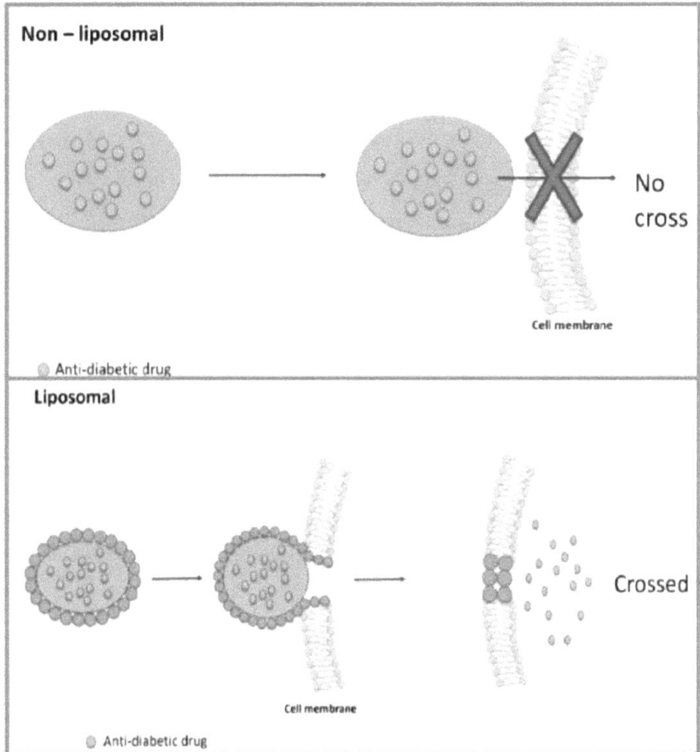

Fig. 25 . Mecanismo de formulação não-lipossomal versus lipossomal com agentes antidiabéticos: Invaginação da camada lipossómica sobre a camada lipídica da membrana celular e entrada dos ingredientes activos nas células. Os resultados mostraram que os BLPs podem ser tomados oralmente em segurança para a administração de insulina. Finalmente, os BLPs mostraram um aumento de 5,28 vezes na dosagem farmacológica

biodisponibilidade em comparação com lipossomas convencionais, sugerindo que os BLPs podem ser usados como portadores promissores para o fornecimento oral de insulina (Zhang et al., 2014 &

Kesharwani et al., 2018).

Foi desenvolvida e testada uma abordagem alternativa à administração oral de insulina usando lipossomas revestidos com quitosano (CH) para verificar a sua eficácia. Os autores relataram que um potencial zeta aumentado do lipossoma revestido com CH com carga positiva poderia levar a fugas de insulina devido à interacção electrostática entre a superfície do CH do lipossoma e a insulina retida no interior do lipossoma. Consequentemente, os lipossomas de insulina revestidos com CH aumentaram a eficácia hipoglicémica quando o peso molecular do CH na superfície e a sua concentração são aumentados (Wu et al, O efeito hipoglicémico sustentado e ligeiro da insulina humana recombinante oral (rhINS) nos lipossomas é preferível em comparação com a injecção subcutânea de rhINS, uma vez que a insulina subcutânea causa frequentemente uma queda drástica dos níveis de glucose no sangue, levando a efeitos secundários indesejáveis, tais como tonturas.1 Para conseguir a administração oral de insulina, é importante proteger a insulina das enzimas proteolíticas, por exemplo pepsina ou pancreatina, que decompõem a insulina, os lipossomas que contêm sal biliar (glicocholato) demonstraram ser bem sucedidos na protecção da insulina encapsulada contra a decomposição proteolítica. Além disso, os lipossomas contendo glicocholato de sódio (SGC-Lip) melhoraram a integridade da membrana lipossómica, resultando numa libertação mais lenta de drogas encapsuladas em fluidos GI simulados (SGF) do que os lipossomas convencionais (CH-Lip) (Kesharwani et al., 2018).

Os periossomas são vesículas microscópicas sintéticas cujo tamanho está na gama dos nanómetros e que são na sua maioria formados por tensioactivos não-iónicos com colesterol como excipiente (Manosroi et al., 2010).

Os biossomas são considerados portadores potenciais de sistemas de distribuição de drogas, uma vez que actuam como um reservatório de drogas para alcançar a máxima contenção de drogas com libertação prolongada e sustentada de drogas (Ag et al., 2016).

Vários estudos têm sido realizados com sistemas de entrega niosomal para melhorar o sistema de entrega de OHA. Para evitar as limitações da metformina, os niosomas têm sido utilizados para alcançar uma libertação sustentada e uma biodisponibilidade oral melhorada, bem como para minimizar os efeitos secundários indesejáveis.

efeitos e frequência da administração (Sankhyan et al., 2013).

Referências

Acharya, S. et al. (2009) Targeted epidermal growth factor receptor bioconjugates para a terapia do cancro da mama. Biomateriais 30, 5737-5750.

Adrian JE, Kamps JA, Poelstra K, Scherphof GL, Meijer DK, Kaneda Y. Entrega de vectores virais a células esteladas hepáticas em fígados fibróticos usando envelopes HVJ fundidos com lipossomas alvo. J Drug Target 2007;15:75-82.

Carcinoma hepatocelular avançado tratado num ensaio clínico fase II. Documento web de Bioalliance 2009; 8 Dez.

Ag Seleci D, Seleci M, Walter J-G, Stahl F, Scheper T.Niosomes como portadores de drogas nanoparticulares: fundamentos e aplicações recentes. J Nanomater 2016;2016:1-13.

Agnihotri SA, Mallikarjuna NN, Aminabhavi TM (2004). Avanços recentes em micro e nanopartículas à base de quitosano para o fornecimento de medicamentos. J Control Release 100: 5-28.

Bae, Y. et al. (2005) Preparation and biological characterization of polymeric micelle drug carriers with intracellular pH-triggered drug release property: tumor permeability, controlled subcellular drug distribution, and enhanced in vivo antitumor efficacy. Bioconjug. Chem. 16, 122-130n.

Barraud L, Merle P, Soma E, Lefrancois L, Guerret S, Chevallier M, et al. Aumento da sensibilidade à doxorubicina por carregamento de doxorubicina em nanopartículas para células cancerígenas hepatocelulares in vitro e in vivo. J Hepatol 2005;42:736-743.

Beljaars L, Molema G, Schuppan D, Geerts A, De Bleser PJ, Weert B, et al. Atingir com sucesso células esteladas hepáticas de rato utilizando albumina modificada com peptídeos cíclicos que reconhecem o receptor de colagénio tipo VI. J Biol Chem 2000;275:12743-12751.

Bemelmans A.P., Horellou P., Pradier L., et al, protecção neurotrófica factormediada de neurónios estriados num modelo excitotóxico da doença de Huntington, como demonstrado pela transferência do gene adenoviral, Hum. Gene Ther. 10 (1999),29872997.

Bertrand, N., Wu, J., Xu, Xu, X., Kamaly, N. & Farokhzad, O.C. Nanotecnologia do cancro: o impacto da focalização passiva e activa na era da biologia moderna do cancro. Adv. Drug Deliv. Rev. 66, 2-25 (2014).

Bhavsar MD, Amiji MM. Entrega oral do gene IL-10 numa formulação baseada em microesferas para transfecção local e eficácia terapêutica na doença inflamatória intestinal. Gene Ther 2008;15:1200-9.

Blanco E, Shen H, Ferrari M. Princípios de concepção de nanopartículas para superar as barreiras biológicas ao fornecimento de drogas. Nature Biotechnology, Volume 33, Número 9, Setembro de 2015.

Caprilli R, Cesarini M, Angelucci E, Frieri G. A longa viagem dos salicilatos na colite ulcerosa: o passado e o futuro. J Crohns Colitis 2009;3:149-56.

Capurso NA, Fahmy TM. Desenvolvimento de um veículo de entrega de fármacos com pH-responsivo para terapia biológica localizada em doença inflamatória intestinal. Yale J Biol Med 2011;84: 285-8.

Chang B.S., D.H. Lowenstein, Epilepsy, N. Engl. J. Med. 349 (2003) 1257-1266.

Chang, M.Y. et al. (2008) Aumento do potencial apoptótico e do efeito de aumento da dose de nanopartículas de ouro em combinação com feixes clínicos de electrões em ratos portadores de tumores. Cancer Sci. 99, 1479-1484.

Cho K, Wang X , Nie S, Chen Z, e Shin DM. Nanopartículas terapêuticas para a administração de medicamentos no cancro. Clin Cancer Res 2008;14(5)Março1, 2008.

Cho, K. et al. (2008) Nanopartículas terapêuticas para a administração de medicamentos no cancro. Clin. Cancer Res. 14, 1310-1316.

Choi, Y. et al. (2005) Synthesis and functional evaluation of DNA-assembled polyamidoamine dendrimer clusters for cancer cell-specific targeting. Chem. Biol. 12, 35-43n.

Choudhury H, Pandey M, Hu CK, Mun CS, Jing JK, Kong L, et al. Uma actualização sobre os compostos naturais no remédio da diabetes mellitus: uma revisão sistemática. J. Tradit.Complement. Med. 2017.

Das, M. et al. (2009) Ligand-based targeted therapy for cancer tissue. Pareceres de peritos. Drug Deliv. 6, 285-304.

Davide B, Benjamin LD, Nicolas J, Hossein S, Lin-Ping Wu, et al. (2011) Nanotechnologies for Alzheimer's disease: diagnosis, therapy and safety issues. Nano medicina: nanotecnologias, biologia e medicina 7: 521-540.

De Jong WH, Borm PJ. Entrega de medicamentos e nanopartículas: Aplicações e perigos. Int J Nanomedicina 2008;3:133-49.

Doxorubicin Transdrug®: aumento significativo da sobrevivência em doentes com carcinoma hepatocelular avançado tratados num ensaio clínico de fase II. Bioalliance web document 2009; 8 Dez.

Du S-L, Pan H, Lu W-Y, Wang J, Wu J, Wang J-Y. Lipossomas rotulados com peptídeo cíclico Arg-Gly-Asptide para a terapia medicamentosa orientada da fibrose hepática em ratos. J Pharmacol Exp Ther 2007;322:560-568.

Elinav E, Peer D. Harnessing nanomedicine for mucosal theranostics: a silver bullet at last? ACS Nano 2013;7:2883-90.

Fang J.H., Y.H. Yen-Ho Lai, T.L. Chiu, et al, Magnetic core-shell nanocapsules with dual-targeting capabilities and co-delivery ofmultiple drugs to treat brain gliomas, Adv. Healthcare Mater. 3 (2014) 1250-1260.

Feng M, Cai Q, Huang H, Zhou P. Fígado alvo e actividade anti-HBV do complexo de palmitato HDL-cyclovir reconstituído. Eur J Pharm Biopharm 2008;68:688- 693.

Ferrari, M. (2005) Cancer nanotechnology: opportunities and challenges. Nat. Rev. Cancer 5, 161-171.

Ferrari, M. Frontiers in cancer nanomedicine: dirigir o transporte de massa através de barreiras biológicas. Tendências Biotecnol. 28, 181-188 (2010).

Fumagalli F, Molteni R, Calabrese F, et al, Neurotrophic factors in neurodegenerative disorders: potential for therapy, CNS Drugs 22 (2008) 1005-1019.

Geral C., Angelova A., Lesieur S. From molecular to nanotechnology strategies for delivery of neurotrophins: emphasis on brain-derived neurotrophic factor (BDNF), Pharmaceutics 5 (2013) 127-167.

Giannitrapani L, Soresi M, Bondi ML, Montalto G, Cervello M. Aplicações nanotecnológicas para a terapia da fibrose hepática. Mundo J Gastroenterol 2014 21 de Junho; 20(23): 7242-7251

Gupta AK, Gupta M (2005). Síntese e engenharia de superfície de nanopartículas de óxido de ferro para aplicações biomédicas. Biomateriais 26: 3995-4021.

Hassanzadeh P, Atyabi F, Dinarvand R. Aplicação de abordagens baseadas na modelização e nanotecnologias: o surgimento de avanços na terapêutica das doenças do sistema nervoso central. Ciências da Vida 182 (2017) 93-103.

Hassanzadeh P., E. Arbabi, F. Atyabi, et al, ácido ferúlico exibe efeito anti-epileptogénico e previne o stress oxidativo e o défice cognitivo no modelo de epilepsia, Life Sci. 179 (2017) 6-14.

Hassanzadeh P., E. Arbabi, F. Rostami, The ameliorative effects of sesamol against convizures, cognitive impairment and oxidative stress in the experimental model of epilepsy, Iran J. Basic Med. Sci. 17 (2014) 100-107.

Hassanzadeh P., I. Fullwood, S. Sothi, et al, nanotecnologia do cancro, Gastroenterol. Hepatol. Bed Bench 4 (2011) 63-69.

He Q, Zhang J, Chen F, Guo L, Zhu Z, Shi J. Um sistema de fornecimento de medicamentos contra ROS/fibrose hepática baseado em nanopartículas de sílica mesoporosa carregada com ácido salvianóico B. Biomateriais 2010; 31: 7785-7796 .

Hirsch LR, Gobin AM, Lowery AR, Tam F, Drezek RA, Halas NJ et al (2006). Nanohells metálicas. Ann Biomed Eng 34: 15-22.

Hu S, Niu M, Hu F, Lu Y, Qi J, Yin Z, et al. Integridade e estabilidade dos lipossomas orais contendo sais biliares estudados em meios gastrointestinais simulados e ex vivo. Int J Pharm 2013;441:693-700.

Hu, C.M. et al. Erythrocyte membrane-camuflagem de nanopartículas poliméricas como uma plataforma de entrega biomimética. Proc. Natl. Acad. Sci. USA 108, 10980-10985 (2011).

Huynh, N.T. et al. (2009) Nanocápsulas lipídicas: uma nova plataforma para nanomedicina. Int. J.
Pharm. 379, 201-209.

Huynh, N.T. et al. (2009) Nanocápsulas lipídicas: uma nova plataforma para nanomedicina. Int. J. Pharm. 379, 201-209.

Aumento da sensibilidade à doxorubicina das células do carcinoma hepatocelular in vitro e in vivo por carregamento de doxorubicina em nanopartículas. J Hepatol 2005;42:736-743.

Jain NK, Jain SK. Desenvolvimento e caracterização in vitro de nanopartículas de quitosano galactosilado de baixo peso molecular com doxorubicina. AAPS PharmSciTech 2010;11:686-697.

Jere, D. et al. (2009) Chitosan graft polyethylenimine for Akt1 siRNA delivery to lung cancer cells. Int. J. Pharm. 378, 194-200.

Jubeh TT, Barenholz Y, Rubinstein A. Aderência diferencial de mucosa cólica normal e inflamada de rato por lipossomas carregados. Pharm Res 2004;21:447-53.

Jung J, Matsuzaki T, Tatematsu K, Okajima T, Tanizawa K, Kuroda S. Bionanocapsule conjugada com lipossomas para a entrega in vivo de vários materiais. J Control Rel 2008;126:255-264.

Jung T, Kamm W, Breitenbach A, Kaiserling E, Xiao JX, Kissel T. Nanopartículas biodegradáveis para o fornecimento oral de peptídeos: existe um papel para os polímeros afectarem a absorção da mucosa? Eur J Pharm Biopharm 2000;50:147-60.

Kesharwani P, Gorain B, Low SY, Siew Ann Tan SA, Emily Chai Siaw Ling ECS, Lim YK, Chin CM, Pei Yee Lee PY, Lee CM, Ooi CH, Choudhury H, Pandey M. Abordagens baseadas na nanotecnologia para o fornecimento de medicamentos anti-diabéticos. Investigação e prática clínica da diabetes 136(2018) 5 2 -7 7.

Kim PS, Djazayeri S, Zeineldin R. Novas abordagens nanotecnológicas ao diagnóstico e terapia do cancro dos ovários. Ginecologic Oncology 120 (2011) 393-403.

Kliegman R, Stanton BMD, Geme JS, Schor NF. Diabetes mellitus -ClinicalKey. Nelson textb pediatr; 2016. p. 2760-90. e4 [capítulo 589].

Kong G, Anyarambhatla G, Petros WP, Braun RD, Colvin OM, Needham D, et al. Eficácia dos lipossomas e hipertermia num modelo de xenoenxerto de tumor humano: importância da libertação de drogas desencadeada. Cancer Res 2000;60: 6950-6957.

Kriegel C, Amiji M. Oral TNF - um silenciamento genético que utiliza um sistema de entrega polimérico baseado em microsferas para o tratamento da doença inflamatória intestinal. J Control Release 2011;150: 77-86.

Lacoeuille F, Garcion E, Benoit JP, Lamprecht A. Nanocápsulas lipídicas para o fornecimento intracelular de medicamentos anticancerígenos. J Nanosci Nanotechnol 2007;7:4612-7.

Lacoeuille F, Garcion E, Benoit JP, Lamprecht A. Nanocápsulas lipídicas para o fornecimento intracelular de medicamentos anticancerígenos. J Nanosci Nanotechnol 2007;7:4612-7.

Laroui H, Wilson DS, Dalmasso G, Salaita K, Murthy N, Sitaraman SV, et al. Nanomedicina em GI. Am J Physiol Gastrointest Liverpool Physiol 2011;300:G371-83.

Lason W., Perspectives of nanotechnology in epilepsy treatment, Epileptologia 18(2010) 81-85.

Lavasanifar, A. et al. (2002) Poly(ethylene oxide)-block poly(L-amino acid) micelles para a entrega de drogas. Adv. Droga Deliv. Rev. 54, 169-190a.

Lee LJ (2006). Nanoengenharia de polímeros para aplicações biomédicas. Ann Biomed Eng 34: 75-88.

Li JT, Liao ZX, Ping J, Xu D, Wang H. Mecanismo molecular de activação de células esteladas hepáticas e estratégias terapêuticas antifibróticas. J Gastroenterol 2008; 43: 419-428 .

Liu Y, Tan J, Thomas A, Ou-Yang D, Muzykantov VR. A forma das coisas por vir: A importância do design na nanotecnologia para a entrega de medicamentos. Ther Deliv 2012;3:181-94.

Lorusso D, Di Stefano A, Carone V, Fagotti A, Pisconti S, Scambia G. Doxorubicina Pegylated liposomal relacionada com a eritrodisestesia palmar-plantar (síndrome "mão-pé"). Ann Oncol 2007;18:1159-1164.

Maeda, H. et al. (2000) Tumour vascular permeability and the EPR effect in macromolecular therapeutics: a review. J. Controlo. Libertação 65, 271-284.

Manosroi A, Khanrm P, Werner RG, Go" tz F, Manosroi W,Manosroi J. Entrapment enhancement of peptide drugs in niosomes. J Microencapsul 2010;27:272-80.

Martinc B., I. Grabnar, T. Vovk, The role of reactive species in epileptogenesis and influence of antiepileptic drug therapy on oxidative stress, Curr. Neuropharmacol. 10 (2012) 328-343.

Medina C, MJ Santos-Martinez C Medina, MJ Santos-Martinez, A Radomski, OI Corrigan e MW Radomski , A Radomski, OI Corrigan e MW Radomski Nanopartículas: significado farmacológico e toxicológico. British Journal of Pharmacology (2007) 150, 552-558.

Melgert BN, Olinga P, Jack VK, Molema G, Meijer DKF, Poelstra K. A dexametasona acoplada à albumina é selectivamente absorvida por células hepáticas não parenquimatosas de rato e atenua a activação de células hepáticas induzida por LPS. J Hepatol 2000;32:603-611.

Menjoge, A.R. et al. (2010) Dendrimer-based drug and imaging conjugates: design considerations for nanomedical applications. Drug Discov. Hoje 15, 171-185.

Merle P, Si Ahmed S, Habersetzer F, Abergel A, Taieb J, Bonyhay L, et al. Estudo da fase 1 da administração intra-arterial de transdrug de doxorubicina (DT) ao fígado em doentes com carcinoma hepatocelular avançado (HCC). J Clin Oncol 2006 [ASCO reunião anual proceedings Part I. 2006; 24, no. 18S.

Misra R, Acharya S e Sahoo SK (2010). Nanotecnologia do cancro: aplicação da nanotecnologia na terapia do cancro. A descoberta de medicamentos hoje. Vol 15.

Misra R, Acharya S e Sahoo SK. Nanotecnologia do cancro: aplicação da nanotecnologia na terapia do cancro. Drug Discovery Today, Vol. 15, No. 19/20, Outubro de 2010.

Moghimi SM, Hunter AC, Murray JC. Nanomedicina: estado actual e perspectivas futuras. FASEB J 2005;19:311-30.

Mohanty, C. et al. (2010) Curcumin-encapsulated MePEG/PCL diblock copolymeric micelles: um novo veículo de entrega controlada para terapia do cancro. Nanomedicina (Lond.) 5, 433-449.

Morrissey DV, Lockridge JA, Shaw L, Blanchard K, Jensen K, Breen W, et al. Potente e sustentada actividade anti-HBV in vivo de siRNAs quimicamente modificados. Nat Biotechnol 2005;23:1002-1007.

Mura, S., Nicolas, J. & Couvreur, P. Stimuli-responsive nanocarriers for drug delivery. Nat. Mater. 12, 991-1003 (2013).

Nadkarni Prashant, Weinstock Ruth S. Carbohidratos - ClinicalKey. Henry's clin diagnosis management by lab methods; 2017. p. 205-220.e2 [capítulo 16].

Nagahara A.H. e Tuszynski M.H., Potenciais usos terapêuticos da BDNF em distúrbios neurológicos e psiquiátricos, Nat. Rev. Drug Discov. 10 (2011) 209-219.

Nakase H, Okazaki K, Tabata Y, Ozeki M, Watanabe N, Ohana M, et al. Novo sistema de administração de citocinas utilizando microesferas de gelatina contendo interleucina-10 para a doença inflamatória intestinal experimental. J Pharmacol Exp Ther 2002;301:59-65.

National Institute of Diabetes and Digestive and Kidney Diseases (NIDDK), Insulin Resistance and Prediabetes, (2014).

Niidome T, Yamagata M, Okamoto Y, Akiyama Y, Takahashi H, Kawano T, et al. Nanorods de ouro modificado por PEG com carácter furtivo para aplicações in vivo. J Control Release 2006;114: 343-7.

Nikalje AP. Nanotecnologia e suas aplicações na medicina . Nikalje, Med chem 2015, 5:2
.

Nikalje AP. Nanotecnologia e as suas aplicações na medicina. Med quimica Volume 5(2): 081-089 (2015) - 81.

Parodi, A. et al. Nanopartículas sintéticas funcionalizadas com membranas leucocitárias biomiméticas possuem funções semelhantes às das células. Nat. Nanotechnol. 8, 61-68 (2013).

Parveen, S. e Sahoo, S.K. (2008) Nanopartículas poliméricas para terapia do cancro. J. Alvo dos medicamentos. 16, 108-123.

Peng, C.L. et al. (2010) Desenvolvimento de nanopartículas à base de 2(diisopropilamino)etil metacrilato de pH sensível para terapia fotodinâmica. Nanotecnologia 21, 155103.

Powell JJ, Faria N, Thomas-McKay E, Pele LC. Origem e destino das nanopartículas e micropartículas dietéticas no tracto gastrointestinal. J Autoimmun 2010;34:J226-33.

Qaseem A, Humphrey LL, Sweet DE, Starkey M, Shekelle P. Clinical Guidelines Committee of the American College of Physicians, Oral pharmacologic treatment of type

2 diabetes mellitus: a clinical practice guideline from the American College of Physicians. Ann Intern Med 2012;156:218-31.

Rawat, M. et al. (2006) Nanocarriers: portadores promissores de drogas bioactivas. Biol. Pharm. Bull. 29, 1790-1798.

Reddy LH, Couvreur P. (2011). Nanotecnologia para terapia de doenças hepáticas e imagiologia. Journal of Hepatology 2011 vol. 55 j 1461-1466.

Reichert, J.M. e Wenger, J.B. (2008) Tendências de desenvolvimento de novas terapêuticas e vacinas contra o cancro. Drug Discov. Hoje 13, 30-37.

Rockey DC. Terapias antifibróticas actuais e futuras para doenças hepáticas crónicas. Clin Liver Dis 2008; 12: 939-962.

Rodriguez, P.L. et al. Peptídeos "auto" mínimos que inibem a depuração fagocitária e melhoram o fornecimento de nanopartículas. Ciência 339, 971-975 (2013).

Safra, T. et al. Pegylated liposomal doxorubicin (doxil): redução da cardiotoxicidade clínica em pacientes que atingem ou excedem doses cumulativas de 500 mg/m2. Ann. Oncol. 11, 1029-1033 (2000).

Sankhyan A, Pawar PK. Vesículas de surfactantes não iónicos carregados com metformina: Optimização da formulação, efeito das variáveis de processo e caracterização. Daru J Fac Pharm 2013;21:7.

Sapra P, Tyagi P, Allen TM (2005). Lipossomas de Ligand para o tratamento do cancro. Curr Drug Deliv 2: 369-381.

Sarker DK (2005). Desenvolvimento de nanoemulsões para a entrega de medicamentos. Entrega de medicamentos em moeda 2: 297-310.

Sato Y, Murasel K, Kato J, Kobune M, Sato T, Kawano Y, et al. Resolução de cirrose hepática usando lipossomas acoplados à vitamina A para administrar siRNA contra uma acompanhante específica de colagénio. Nat Biotechnol 2008;26:431-442.

Sengupta, S. et al. (2005) Temporal targeting of tumour cells and neovasculature with a nanoscale delivery system. Natureza 436, 568-572.

Serra L, Domenech J, Peppas NA. Projecto de engenharia e dinâmica molecular de sistemas de administração de fármacos mucoadhesivos como agentes-alvo. Eur J Pharm Biopharm 2009;71:519-28.

Siegmund SV, Dooley S, Brenner DA. Mecanismos moleculares da fibrose hepática induzida pelo álcool. Dig Dis 2005; 23: 264-274.

Singh OP e Nehru RM. Nanotecnologia e tratamento do cancro. Exp. Asiática J. Exp. Sci., Vol. 22, No. 2, 2008, 45-50.

Singh JA, Wells GA, Christensen R, Tanjong Ghogomu E, Maxwell L, Macdonald JK, et al. Efeitos adversos da biologia: uma meta-análise de rede e visão geral da Cochrane. Cochrane Database Syst Rev 2011;2:CD008794.

Spuch C e Navarro C. Lipossomas para o fornecimento específico de agentes activos contra doenças neurodegenerativas (doença de Alzheimer e doença de Parkinson). Journal of Drug Delivery Volume 2011, Artigo ID 469679, 12 páginas.

Steidler L, Hans W, Schotte L, Neirynck S, Obermeier F, Falk W, et al. Treatment of murine colitis by Lactococcus lactis secret secretting interleukin-10. Science 2000;289:1352-5.

Tahara K, Samura S, Tsuji K, Yamamoto H, Tsukada Y, Bando Y, et al. Factor nuclear oral-κB decoy oligonucleotides delivery system with chitosan modified poly(D, L- lactide-co-glycolide) nanospheres for inflammatory intestinal disease. Biomateriais 2011;32:870-8.

Tamura A, Ozawa K, Ohya T, Tsuyama N, Eyring EM, Masujima T. Nanocinética do transporte de moléculas de drogas para uma única célula. Nanomedicina 2006;1:345-50.

Targan SR, Hanauer SB, van Deventer SJ, Mayer L, Present DH, Braakman T, et al. Um estudo a curto prazo do anticorpo monoclonal quimérico cA2 para a necrose tumoral alfa do factor de necrose para a doença de Crohn. Grupo de Estudo da Doença de Crohn cA2. N Engl J Med 1997;337:1029- 35.

Thomas MB, Jaffe D, Choti MM, Belghiti J, Curley S, Fong Y, et al.Hepatocellular carcinoma: recomendações consensuais da Reunião de Planeamento de Ensaios Clínicos do Instituto Nacional do Cancro. J Clin Oncol 2010;28:3994-4005.

Torchilin, V.P. et al. (2003) Immunomicelles: targeted pharmaceutical carriers for poorly soluble drugs. Proc. Natl. Acad. Sci. U. S. A. 100, 6039-6044.

Torchilin, V.P. Recentes avanços com lipossomas como portadores farmacêuticos. Nat. Rev. Drug Discov. 4, 145-160 (2005).

Toy R, Bauer L, Hoimes C, Ghaghada KB, Efstathios Karathanasistechn Nanotecnologia orientada para a imagiologia do cancro. Advanced Drug Delivery Reviews xxx (2014) xxx-xxx.

Veiseh O, Tang BC, Whitehead KA, Anderson DG, Langer R.Managing diabetes with nanomedicine: desafios e oportunidades. Nat. Publ. Gr. 2014;14.

Viscido AA, Capannolo A, Latella G, Caprilli R, Frieri G. Nanotecnologia no tratamento de doenças inflamatórias intestinais. Journal of Crohn's and Colitis (2014) 8, 903918.

Wang G-F, Shi L-P, Zuo J-P. Drogas contra o vírus da hepatite B no desenvolvimento clínico e pré-clínico. Virol Sin 2008;23:137-145.

Wang, X. et al. (2008) Aplicação da nanotecnologia na terapia do cancro e na imagiologia.

CA Cancer J. Clin. 58, 97-110.

Wilson DS, Dalmasso G, Wang L, Sitaraman SV, Merlin D, Murthy N. Nanopartículas de tioketal administradas oralmente carregadas com TNF-a-siRNA, inflamam o alvo e inibem a expressão do gene no intestino. Nat Mater 2010;9:923-8.

Wong HL, Wu XY, Bendayan R (2012) Avanços nanotecnológicos para o fornecimento de terapêutica do SNC. Adv Drug Deliv Rev 64: 686-700.

Wu Z-H, Ping Q-N, Wei Y, Lai J-M. Eficácia hipoglicémica dos lipossomas de insulina revestidos com quitosano após administração oral em ratos. Acta Pharmacol Sin 2004;25:966-72.

Xu H., F. Yan, E.E. Monson, et al, Room-temperature preparation and characterization of poly (ethylene glycol)-coated silica nanoparticles for biomedical applications, J. Biomed. Mater. Res. 66A (2003) 870-879.

Yang K, Ma YQ. Simulação por computador da translocação de nanopartículas com diferentes formas através de um bico lipídico. Nat Nanotechnol 2010;5:579-83.

Yano J, Hirabayashi K, Nakagawa S, Yamaguchi T, Nogawa M, Kashimori I, et al. Antitumour activity of the complex of small interfering RNA and cationic liposomes in rato models of cancer. Clin Cancer Res 2004;10:7721-7726.

Zabirnyk O, Yezhelyev M, Seleverstov O. Nanopartículas como uma nova classe de activadores de autofagia. Autofagia 2007;3:278-81.

Zan Y, Zhang Y, Tien P. Hepatite B vírus e antigénio induz a activação de células esteladas hepáticas de ratos. Biochem Biophys Res Commun 2013; 435: 391-396.

Zhang X, Qi J, Lu Y, Hu X, He W, Wu W. Aumento do efeito hipoglicémico dos lipossomas modificados com biotina carregando insulina: efeito das variáveis de formulação, tráfico intracelular, e citotoxicidade. Nanoscale Res Lett 2014;9:185.

Zhang, L. et al. Nanopartículas em medicina: aplicações e desenvolvimentos terapêuticos. Clin. Pharmacol. Ther. 83, 761-769 (2008).

Zhou Q, Sun X, Zeng L, Liu J, Zhang Z. Um ensaio clínico aleatório, multicêntrico fase II de nanopartículas carregadas de mitoxantron para o tratamento de 108 pacientes com carcinoma hepatocelular inconectável. Nanomed Nanotech Biol
Med 2009;5:419-423.

Zou, W. (2005) Redes imunossupressoras no ambiente tumoral e o seu significado terapêutico. Nat. Rev. Cancer 5, 263-274.

Zuccato C. e Cattaneo E., Role of brain-derived neurotrophic factor in Huntington's disease, Prog. Neurobiol. 81 (2007) 294-330.

Índice

Capítulo 1 1
Capítulo 2 3
Capítulo 3 16
Capítulo 4 23
Capítulo 5 42
Referências 48

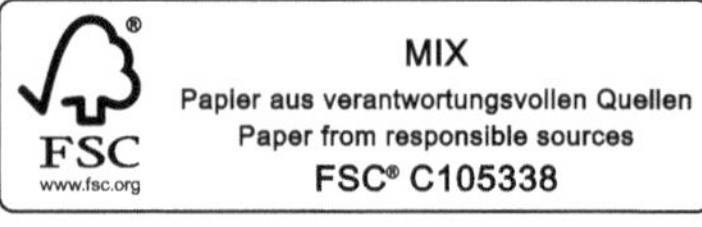

Printed by Books on Demand GmbH, Norderstedt / Germany